# 临床试验没有事儿
## ——GCP 纵横杂谈

主　编◎许重远　曹　玉

副主编◎李　宾　汪金海

科学技术文献出版社
SCIENTIFIC AND TECHNICAL DOCUMENTATION PRESS

·北京·

**图书在版编目（CIP）数据**

临床试验没有事儿：GCP纵横杂谈 / 许重远，曹玉主编. —北京：科学技术文献出版社，2022.1（2024.12重印）

ISBN 978-7-5189-8922-5

Ⅰ.①临… Ⅱ.①许… ②曹… Ⅲ.①临床药学—药效试验 Ⅳ.① R969.4

中国版本图书馆 CIP 数据核字（2022）第 020056 号

**临床试验没有事儿——GCP纵横杂谈**

策划编辑：刘　伶　　责任编辑：张　红　　责任校对：张吲哚　　责任出版：张志平

| | |
|---|---|
| 出　版　者 | 科学技术文献出版社 |
| 地　　　址 | 北京市复兴路15号　邮编　100038 |
| 编　务　部 | （010）58882938，58882087（传真） |
| 发　行　部 | （010）58882868，58882870（传真） |
| 邮　购　部 | （010）58882873 |
| 官 方 网 址 | www.stdp.com.cn |
| 发　行　者 | 科学技术文献出版社发行　全国各地新华书店经销 |
| 印　刷　者 | 北京虎彩文化传播有限公司 |
| 版　　　次 | 2022 年 1 月第 1 版　2024 年 12 月第 5 次印刷 |
| 开　　　本 | 710×1000　1/16 |
| 字　　　数 | 278千 |
| 印　　　张 | 19 |
| 书　　　号 | ISBN 978-7-5189-8922-5 |
| 定　　　价 | 68.00元 |

# 作者名单

许重远　曹　玉　李　宾　汪金海　曹婉雯　曹钰然

陈晓云　范　贞　何　燕　胡兴媛　李　婷　李　欣

宿爱山　王晨静　许　波　郑庆偲　袁　伟　陆可滢

# 内容简介

　　本书内容主要来自临床试验领域资深从业人员在多年耕耘与实践中的工作体会、心得总结和思考，积累成文，汇集成册，期望与更多同行分享交流，也期望对业内同行有一定参考价值。全书涉及临床试验多个方面和不同视角与维度，有涉及法规的，也有操作层面的；有自己的实践体会，也有海外见闻。为方便阅读，全书共分为6篇，分别为机构管理篇、试验技术操作篇、试验质量篇、伦理审查与受试者保护篇、综合篇和海外攻玉篇。

# 目　录

第一篇
# 机构管理篇

# 我国药物临床试验机构发展的现状与问题探讨

经过 30 多年的发展，我国药物临床试验机构（以下简称机构）从资格认定、机构备案、机构建设到监督管理工作都有了长足的进步，也推动了我国药物临床试验的快速发展和整体水平的提高。在新形势下，随着医疗体制改革的深入、国家对药物临床试验的严格监管、药品注册和审评政策的改革、国际多中心临床试验大举进入中国及药物临床试验相关法规与西方发达国家接轨，业内对机构和机构办公室（以下简称机构办）的作用及存在必要性的讨论越来越多。任何事情都是逐步规范和提高的，机构的发展也是如此，我们不能因为目前临床试验项目发现了一些问题而否定机构对《药物临床试验质量管理规范》（GCP）的贡献。机构在药物临床试验水平的提高过程中到底起到了哪些积极的作用，目前机构的管理和发展还存在哪些问题。本文将对这些问题进行分析和探讨。

## 1　机构存在的意义

### 1.1　缩短我国与发达国家 GCP 的差距

2014 年，美国食品药品监督管理局（FDA）给临床研究者的警告信中提出 10 大问题，这与我国目前在临床试验项目质控与数据核查中发现的问题类似。如何借鉴美国的经验快速提高我国临床试验质量是一个重要的课题，临床试验机构对促进问题的解决及具体方案的落实无疑是更有力度的。

### 1.2　提高检查员的能力和水平

我国检查员队伍在机构资格认定 / 备案 / 复核检查和临床试验项目数据核查中做了很多的工作，也在一定程度上提高了各机构的管理水平，锻炼了一部

分来自机构的检查员的能力和水平，但仍需要国家药品监督管理局（NMPA）
持续不断地加强管理。

## 1.3　建立机构的药物临床试验质量控制与保证体系

　　大多数机构自成立之日起，就在不断完善和修订自身的管理制度和标准操
作规程（SOP），不断完善自身的质量控制与保证体系。临床试验项目的"真
实性、完整性和规范性"是目前临床试验项目核查的重点。我国各机构完善的
临床试验质量保证体系为临床试验的规范开展奠定了坚实的基础。

## 1.4　培养研究者的临床科研思维

　　GCP 的发展推动我国医师临床科研思维的提高，为国家培养了一批临床
科研人才。不少医院在机构的基础上建立了临床研究中心或临床研究部，不但
规范了药物临床试验，还把 GCP 理念和临床试验的技术及质量管理经验运用
到所有临床研究中，从而推动了整个临床试验研究能力的提高。

## 2　目前临床试验机构管理存在的问题

　　部分机构未形成有效的管理模式，医院的主要职能是为患者提供良好的医
疗服务，部分医院领导认为临床试验仅是临床科研的一部分，卫生健康委也未
把注册临床试验列为医院的重要考核内容（近几年在加大力度），医院给予重
视和支持的力度不够。在既往 NMPA 的复核检查过程中，部分机构被整改，
也预示着一些机构对临床试验的投入并不能满足临床试验的要求，而且机构办
多设置在科研或药学部门之下，无法在医院内部发挥其管理临床试验和协调各
专业科室的作用，有的机构办至今无专职人员从事药物临床试验的管理工作。
尤其是备案制以来，一些新备案的机构的管理工作仍需加强。

## 2.1　机构未建立有效的临床试验管理体系

　　虽然试验机构均制定了相关的管理制度、SOP、设计规范和急救预案，但
是由于经验不足和 GCP 意识的薄弱，导致相关管理制度和标准操作规程仅为

了迎接检查，可操作性不强。同时，药物临床试验管理不受重视，人力和财力投入不足，导致无法建立真正的机构管理体系。例如，有些医院的机构办管理人员由药学部的临床药师或科教部门的人员兼职，或者即便组建了独立的机构办公室，人员配备也较少，导致秘书一专多能，既要管理机构文件，负责药品的统一管理，管理财务收支，还要进行质量检查，根本没有足够的时间和精力去执行试验管理的职能。

## 2.2 研究者无法承担临床试验质量的直接责任

医疗资源分布不均衡使各大医院的患者人满为患，医师大部分时间在负责日常医疗工作，很少能有大量的时间和精力专心于临床试验的操作。而且我国目前的医师绩效考评和职称考评体系中很少能把临床试验作为考评的重要指标，临床医师还有多少时间能够详细地与受试者谈知情同意并充分告知，还有多少时间来填写研究病历和誊抄病例报告表（CRF），还有多少时间去整理相关的临床试验资料，更没有时间、精力和兴趣进行系统的 GCP 培训，就会存在临床试验质量风险。在目前的形势下，研究者也没有深入地了解临床试验的法律责任，根本无法承担起临床试验直接责任人的职责。而机构的最终目的是通过各种不同的方式和渠道来提高研究者对临床试验的认识和能力，提高研究者对临床试验负责的态度，从不规范到规范需要一个过程，研究者开展临床试验的积极性不高将是今后一段时间内影响临床试验的一个重要因素，需要认真对待这一消极的信号。

## 2.3 机构与研究者较为缺乏对创新药研发市场服务的意识

我国医药行业的发展近年来发生了一些根本性的变化，但是临床试验机构与研究者多数还是在用老观念、老思路开展工作，并不是特别能感受、理解到制药企业对临床试验管理的合理化诉求。例如，在创新药的大背景下，临床试验的运营效率是医药企业非常核心的诉求，固然从机构及研究者的角度来说，质量才是第一优先考虑，但在此基础上是否可以积极思考在效率上进行一些优化，以便机构工作能更符合医药企业及市场的诉求。

## 3 建议

加强机构办的法定地位并明确其职能。虽然机构办的职能是多方面的，但机构办的管理职能必须以法定的形式予以加强，虽然在 2020 版 GCP 里给予了机构明确的身份认定，但这显然是不够的，相关的配套措施需明确到位。机构办代表医院履行着对临床试验的管理职能，而卫生健康委对医院的科室设置中并没有机构办这个名称，一个"可有可无"的部门是无法真正发挥其有效职能的。

加强机构质量保证体系的建设。机构应建立医院临床试验质量控制与保证体系，加强临床试验立项管理，加强研究者临床试验技能和技术的培训，以完善临床试验框架体系和提高研究者的 GCP 意识为重点。机构质量保证体系应由细节管理转换为对申办者、合同研究组织（CRO）和临床试验项目组的质量控制体系的监管，应建立一套评价申办者和 CRO 的质量控制能力、评价临床监查员（CRA）的业务素质及对临床试验项目的把控能力的体系，建立一套评价研究者是否能真正保证临床试验的真实性、完整性和规范性的体系。将申办者和研究项目组的质量管理有机结合起来，促进临床试验各方的大质控体系的建立。

## 4 讨论

随着国家鼓励创新药物临床试验发展的政策陆续出台，国家对综合实力较强、能开展创新药物临床试验的机构的资助力度越来越大，重大新药创制 GCP 平台、国家临床医学研究中心等一批国家资助项目将会使机构的发展空间越来越大。各机构只有顺应形势的发展，逐步调整自身职能，加强质量管理，增强风险管理意识，"好好做临床试验，做好临床试验，做好的临床试验"，重视机构品牌的积累，才能在激烈竞争中站稳脚跟并逐步发展壮大，才能更好地为药物临床试验事业做出更大的贡献。

# 试验合同签署关键点之一：合同主体问题

临床试验的合同 / 协议（以下简称合同）是一个严谨的法律文书，在出现纠纷时合同中的内容将作为法律依据，所以，很多机构形成了自己的合同模板。我们应该每一条每一个字都仔细研究，并基于一个目的，就是合同的每一个条款在未来可能诉诸法律时是不是能够真正起到界定法律责任的作用。

在一次国家局在沈阳召开的检查员培训会上，与贵州省人民医院邬卫东教授的交流给了我很大的启发，他干了十几年的医务主任，用对待医务工作的思路对待药物临床试验的管理，十几年的医务工作生涯造就了他对法律责任异常敏感，他说他不亚于一个从事医疗纠纷官司的律师。而我做机构管理之前做过几年药品采购和供应工作，使得我每遇到一个条款都要认真考虑是否要让我们承担责任，他的做法与我们不谋而合，顿时有相见恨晚之感。

下面就合同签署若干关键点的处理问题及案例来讨论合同签署过程中的关键点之一：国际多中心临床试验或国外申办者在中国注册临床试验的合同主体问题。

随着我国药物临床试验水平的提高，越来越多的国际多中心临床试验将中国作为重要的试验基地，这就需要与国外公司的各个申办者签订合同。而在现实操作过程中，国外申办者往往会委托一家跨国 CRO 来开展中国的临床试验项目，由申办者出具对 CRO 的授权书，合同由 CRO 来签署，而且大部分 CRO 会在合同中声明 CRO 不承担受试者损害补偿或赔偿，受试者损害补偿或赔偿一般以由国外申办者出具一份免责声明，承诺如果出现受试者损害由申办者负责的形式体现。

但是，国外公司签订合同或者出具承诺书一般没有公章，而是由一个人签字。所以，对于这样的合同或者承诺书能否真正代表申办者，该签字人是不是真正能承担责任的人（如国内公司，该签字人是否是公司法人或其授权代理人），很多机构办管理人员无法确定。事实上，在司法实践中，也出现过法律不承认的情况。我们知道，一般东方国家非常注重公章，如中国、日本、韩国而西方国家则比较注重签名，一个公司可以没有公章，如果有，可能也是迎合国际交流而特别设置的，即使国外公司签字并盖章，也不能按照国内公司那样就认定为其具有法律效力。因此，分清楚合同的主体在上述情况中非常重要。

如果国外申办者签署合同并承担合同中约定的全部责任和义务，那么国外申办者是合同主体；如果国外申办者与CRO分别承担部分责任和义务，那么国外申办者和CRO均是合同主体；如果合同由CRO签署且由CRO承担全部责任和义务，那么CRO则是合同主体。

**案例：** 某试验，申办者是国外一个小的研发公司，他们委托一个跨国CRO负责中国的注册试验，在签署合同时发现CRO明确声明不对受试者损害进行补偿或赔偿，同时提供一个由申办者某个个人签署的免责声明，承诺申办者对受试者损害进行补偿或赔偿。我们要求CRO修改合同，由CRO承担责任，CRO拒绝修改。我们认为这样的做法存在问题，最主要的问题就是这个免责声明的法律效力，CRO认为该免责声明签字就有效，国外公司没有公章，也是签字就有效，但我们认为不适合中国国情，我们怎么能确定这个签字人可以代表公司签字承诺？如果不能代表，那么在出现问题时，申办者拒绝补偿或赔偿怎么办？

大家都知道，目前各个临床试验机构办公室大多是由科研科或药剂科的人员进行管理，或者是独立开展工作，与医院医务科没有很紧密的联系。如果出现问题时申办者的签字无法律效力，那么专门负责医疗纠纷的医务科也不会管；如果法律判定合同或者申办者的签字无效，那么就要由医院来补偿或赔偿，一旦医院补偿或赔偿了，那么势必会倒过来追究管理者的责任，因此在临床试验的运营管理中，合同管理应该引起管理者的足够重视。

# 试验合同签署关键点之二：国外申办者授权委托书的法律效力

国外申办者通常采用授权委托书的方式签署合同，对于国外申办者出具给 CRO 的授权委托书，药物临床试验机构如何认定其法律效力？

依照《民事诉讼法》，不在我国领域内居住的外国籍当事人，从我国领域外寄交或递交授权委托书，需要履行授权委托书的公证和认证程序。其法定程序为：

① 经过该当事人所在国的公证机关证明授权委托书的真实性。

② 经过我国驻该国使、领馆对该公证证明认证其合法性。

③ 当事人所在国与我国订立的有关条约中有另外规定的证明手续的，应当按照条约的规定履行证明手续。

④ 如果该当事人所在国与我国未建立外交关系，又不存在共同参加或缔结的国际条约的，授权委托书经所在国公证机关公证后，由驻该当事人所在国的其他同意为我国代办领事事项的第三国使、领馆认证，再经我国外交部或驻外使、领馆对第三国的认证进行认证。只有符合上述确认程序寄来或递交的授权委托书，人民法院才予以接受。

也就是说，对于国外公司给 CRO 的授权委托书，只有经公证和认证，试验机构才能审核签字人是否就是国外公司的有签字资格并可以承担责任的人，才可以作为法律依据。

## 一、国外申办者的主体资格证明如何公证和认证

对于国外申办者与药物临床试验机构签署合同，或者由 CRO 签署合同，但由国外申办者出具的承诺对受试者损害进行补偿的承诺书，只签字是无法作

为具有法律效力的文书的。一是药物临床试验机构无法认定签字人是否是法人或其他有资格代表国外公司承担责任的人；二是该签字是否是其本人亲自签署。外国投资者（海外公司或自然人）的主体资格证明应经其本国主管机关公证后送我国驻该国使、领馆认证，具体程序同委托书的公证和认证程序。

## 二、授权书和承诺书及其公证、认证资料复印件法律效力的认定问题

即便国外申办者出具了授权委托书和承诺书，并经过了公证和认证，该资料一般只有一份，由 CRO 递交给国内各药物临床试验机构的一般只是复印件。根据法律规定，只有原件和传真件才具有法律效力，而且传真件上还必须有国外申办者公司的电话，该电话是否为国外申办者的仍需要核实。建议这些资料由 CRO 提供，并加盖 CRO 的公章，由 CRO 来保证授权书、承诺书，以及公证、认证资料的真实性。

## 三、案例类推，举一反三

针对前述案例，为了让该合同真正合法，我们咨询了公证处，也咨询了律师朋友，共四五个人，他们背靠背地给了我们同一个答案，就是该免责声明在国内不具有法律效力，需要在申办者所在国当地的公证部门进行公证，还要将公证书和免责声明到我国驻当地使、领馆进行认证，由我们的使、领馆来证明该免责声明合法有效，并在各法律知识网站上查询后，认为必须走上述程序。但 CRO 以手续烦琐为由拒绝接受，还说其他多家国内顶尖医院的机构都签署了合同，证明该合同可以签署。为此，我咨询了几家已经签署该合同的单位的朋友，包括向组长单位发公函咨询，他们确实也都签署了，可能都没有意识到这个问题，也没有想得那么细，我就想弄明白他们是如何来确定该合同的法律效力的，所以在此为我的咨询急切表示道歉。

这个问题也被我在中国药理学会药物临床试验专业委员会青委会及国家局举办的检查员培训会上提出来，其中也有参与该试验的机构办主任说他们也看出了该问题，但迫于各方的压力仍然签署了，但他们与 PI 单独签署了协

议，即出现该问题而导致的受试者损害的赔偿如果申办者不赔，则由 PI 负责赔偿。又经与 CRO 沟通，他们答应由申办者管事的人对原来在免责声明上签字的人进行授权，到此时才知道原来签字的人就是他们公司该项目的负责人，连股东或董事都不是，顿时大呼危险。后来申办者发过来一个授权书，是由一个 "Managing Partner" 签署的授权，但仍然是一个人的签字，它的法律效力又无法证明。经与律师沟通，律师告诫我们，如果该文件无效，合同规定的赔偿责任主体不承担赔偿责任的话，那么医院将承担全部责任，到时候我们会连公司门都找不到。虽然 CRO 最后答应要求申办者去走公证和认证程序了，但后来因为该试验入组即将结束，他们最后根据实际情况没有再去做公证和认证程序，我们也就放弃了该合同的签署。后来又有一个这样的试验项目，我们直接要求 CRO 签署合同并承担全部责任和义务，经 CRO 同意，合同就签署了。在以后类似的临床试验中，我们在前期就通知他们去国外公证和认证，不同意走程序我们就不接，避免以后伦理通过后产生的麻烦。

根据前述案例，我们倒过来反思自己的做法，大部分中心都签署了，难道真的是我们在吹毛求疵？应该不是，可能是我们太较真儿了，在医院工作十几年，听到或看到诸多纠纷的发生过程，我们在审核合同时变得特别小心，遇到问题或者看到临床试验方面损害赔偿的新闻之后就会修订我们的合同模板。现在，中国药理学会药物临床试验专业委员会委托青委会起草合同签署的模板与专家共识，我就主动承担了该任务，如果我国的大部分机构在签署合同时有一个模板来参考，那么可能就不会出现上述情况，因此，希望我们的模板能给大家提供参考，在遇到问题时全国能迅速地达成一致意见，就会避免因法律意识淡薄而导致的问题出现。

# 制定临床试验合同中的主要条款分析

临床试验的启动效率是中国临床研究水平提升的主要驱动因素之一，是监管体系效率能力的综合体现。我国目前的临床试验启动前花费的时间仍偏长，经常因某些条款需要反复讨论，导致时间延长甚至无法启动。现就在合同洽谈过程中的焦点条款问题展开分析，以期为合同各方提供一些合理化建议。

## 1　我国目前临床试验合同洽谈的现状

### 1.1　临床试验合同审核未得到研究机构的充分重视

合同洽谈过程的限速虽已被各方注意，但是合同中责任的分担原则及受试者损害的赔偿条款是在临床试验过程中一旦发生受试者损害时，用来分清责任的最为重要的法律文书。而且，众多的纠纷和诉讼案例提示，合同相关的法律条款如果不认真对待，可能会导致研究机构被迫承担本不该承担的责任，甚至是大额、巨额赔偿。部分研究机构合同洽谈人员由于抢进度、主要研究者（PI）施压、对合同法不了解等各种原因，不认真审核合同内容就直接签署，导致合同签署后出现各种各样的问题和风险。

### 1.2　申办者与研究机构参与合同洽谈人员的法律知识不对等

由于相当一部分研究机构无固定的法律顾问，临床试验合同洽谈就落在机构办的管理人员身上，但是机构办人员对合同法的理解和把控与申办者法务比起来差得太远，再加上申办者法务的强势，导致研究机构在合同洽谈过程中处于劣势。当然，也有申办者的人员认为研究机构在合同洽谈中太强势，这只是各方站在自身立场上的感觉而已。

### 1.3　外企或国际多中心项目固定模板给合同洽谈带来困难

大部分国际多中心试验的合同是中英文双语的，中文是由英文翻译过来的，不符合中国人的阅读习惯，读起来非常晦涩难懂，而且大部分国际多中心试验的合同是固定格式，甚至不允许修改。反馈过去的意见要由临床监查员（CRA）翻译成英文，再和国外的法务或领导沟通，也延迟了合同洽谈的进度。

### 1.4　合同共识并未完全普及，各机构对条款理解不一

2015 年，中国药理学会临床试验专业委员会和广东省药学会药物临床试验专业委员会相继发布了临床试验合同专家共识和广东共识，合同共识在很多机构得到了应用，对各临床试验机构起到了积极的影响。但是，部分机构仍对共识条款不甚了解，也有的虽然采用了共识，但对条款理解得较为机械，不了解条款的来龙去脉。而且部分研究者对合同中的风险不重视，一味地想加快项目启动，甚至强压机构办，再加上机构办在医院的尴尬地位，给洽谈合同人员带来很大压力。

## 2　影响临床试验合同洽谈进度的讨论焦点条款分析

### 2.1　合同主体问题

明确合同主体是保证合同法律效力、保证公正责任分担的前提，签署临床试验合同的申办者 / 合同研究组织（CRO）和试验机构均应当是具有独立民事权利和行为能力的法人单位。

#### 2.1.1　关于申办者或 CRO 如何作为合同主体的问题

申办者委托 CRO 负责临床试验的全部责任和义务这样的情况主要出现在部分一期临床试验项目，或申办者为国外公司且在国内没有分支机构的情况，可由 CRO 代理签署临床试验合同并承担所有与合同相关的责任和义务。涉及

受试者赔偿的时候先由 CRO 全权负责，之后 CRO 再找申办者追索，或者 CRO 也可以与申办者共同处理。

申办者部分委托 CRO 执行临床试验的管理（不包含受试者损害赔偿）这样的情况，需要由申办者、CRO 和研究机构签署三方协议，各自承担责任和义务。如果仅由 CRO 签署合同，需要申办者出具承担相关责任和义务（如受试者补偿和赔偿）的承诺书并签字盖章。申办者为国内公司或在国内注册的合资 / 独资公司的，由申办者签署该承诺书并签字盖章；申办者为国外公司的，需由其在国内的分公司或其委托的其他法人实体出具该承诺书并签字盖章。

申办者部分委托 CRO 执行临床试验监管（不含临床试验合同的协商与签署）这种情况，也可由申办者签署临床试验合同。

不管是什么样的方式，一般情况下，CRO 代表申办者进行合同的签署，仍然由申办者根据当地的法律法规承担责任和义务。在这 3 种模式下，均需在合同中明确规定临床试验中参与各方的责任及义务。

## 2.1.2 关于国内没有分公司的国外公司作为申办者的风险提示

对于在国内没有分公司的国外公司，如果由国外公司签署合同，或其委托 CRO 签署合同，而受试者补偿和赔偿由国外公司负责，CRO 声明不承担受试者补偿和赔偿的情况，一旦发生受试者损害，申办者不在我国且在国内没有代理机构，医疗机构需承担全部责任，这种情况是高风险的，建议研究机构慎重考虑。鉴于此种情况，建议由签署合同的 CRO 全权代表申办者承担赔偿责任，或者由国内的分公司或关联公司签署合同，或者出具赔偿承诺。

## 2.1.3 关于研究机构加盖药物临床试验机构公章的问题

目前，大部分研究机构在合同上加盖的是"国家药物临床试验机构"章，研究机构认为临床试验机构就是医院，但申办者认为国家药物临床试验机构（或类似部门）是医院下属的部门或单位，不具备独立承担民事责任的法律属性。为了不再引起争议，建议各医院用医院公章给国家药物临床试验机构的公章进行授权，授权其具有同等法律效力。如果是非法人签署合同，建议由法人对签署合同的人员进行授权。这样，国家药物临床试验机构的公章和授权代表可以代表医院和法人在临床试验合同上签字盖章。当然，如果能直接加盖医院公章并由法人进行签字更好。

## 2.2 受试者损害与药物和试验相关性的问题

至今，仍有部分申办者在合同中注明"该损害需证明与试验药物有直接关系，申办者负责补偿和赔偿"，在受试者损害纠纷或诉讼中，部分申办者也可能做该损害与药物无关而不承担责任的抗辩。中国 GCP（2020 年版）第三十九条明确规定："申办者应当向研究者和临床试验机构提供与临床试验相关的法律上、经济上的保险或者保证，并与临床试验的风险性质和风险程度相适应。但不包括研究者和临床试验机构自身的过失所致的损害。""申办者应当承担受试者与临床试验相关的损害或者死亡的诊疗费用，以及相应的补偿。申办者和研究者应当及时兑付给予受试者的补偿或者赔偿。"因此，合同洽谈过程中应注意，只要受试者损害与临床试验相关，申办者就应承担相应责任。但是，在实际执行过程中，不良事件（AE）和严重不良事件（SAE）的记录和报告中研究者判断的是与试验药物的相关性而不是判断是否与试验相关，研究者可以在 AE 和 SAE 的记录中详细记录是否与试验相关，以此作为对受试者进行补偿的依据。

## 2.3 申办者购买临床试验保险问题

《药物临床试验质量管理规范》（GCP）的基本原则是要求申办者为参加临床试验的受试者提供保障，该理解点亦在 2020 年新版 GCP 中有所体现。目前，中国尚无任何一家保险公司能够提供以受试者为被保险人的临床试验保险，人身伤害保险不包含药物临床试验所导致的伤害，因此，以受试者为被保险人的人身伤害保险并不适用于药物临床试验。同时，申办者在中国境内开展临床试验是依据适用的法律法规对受试者承担责任，这与申办者是否购买了保险没有必然联系。申办者购买保险不能限制申办者依照法律应该对受试者承担的责任。临床试验过程中发生受试者伤害的情形，申办者应依法先于保险公司对受试者承担补偿或赔偿责任，然后在责任险的保险期限内，向保险公司索赔。此类"先于保险理赔向患者支付补偿"是具有实际可操作性且能够保护受试者权益的实践方式。

与责任保险预防申办者破产具有等同作用的是第三方担保，如某些大公司的子公司申办的临床试验，可以通过母公司赔偿担保，而无须购买责任保险。

另外，部分国际多中心的临床试验会购买全球保单，保险公司不在中国境内，此种情况应由申办者将此保单转到中国境内的保险公司进行承保，再出具一份国内保险公司的保单，但最好的解决方法就是在国内为临床试验单独投保。

## 2.4　研究机构购买临床试验责任险的问题

部分申办者按照对等原则，要求研究中心和主要研究者应为其在开展临床试验期间的责任购买职业责任保险。医院一般都会为医生购买医疗责任险，但该险种一般包括医疗事故和医疗纠纷，不会涵盖临床试验过程中的责任。虽然保险市场上出现了针对研究机构的临床试验责任险，但就目前来说，大部分医院可能会为医生发起的 IIT 研究购买保险，而不会为注册临床试验投保，要求研究机构购买与试验相关的保险不可行。

## 2.5　申办者对受试者承担责任的除外条款

关于除外责任，如该伤害是受试者疾病自然进展的结果，受试者存在自我伤害行为，研究者疏忽大意、违背方案、违背申办者人员的书面或口头指示等引起的，申办者不承担赔偿责任，这些条款为以后的责任划分埋下了隐患。《医疗事故处理条例》第二条规定："医疗事故是指医疗机构及其医务人员在医疗活动中，违反医疗卫生管理法律、行政法规、部门规章和诊疗护理规范、常规，过失造成患者人身损害的事故"，基本上已经涵盖了申办者要求的除外条款情况。因此，除了医疗事故，不建议申办者在合同中增加其他的除外责任条款。

## 2.6　关于保证金和先行垫付的问题

一旦受试者发生损害需要紧急处理，就需要费用，为了保证受试者得到及时的救治，部分研究机构要求申办者提供保证金（提前约定，拨付到医院，紧急情况下启用该资金）或先行支付治疗费用。但由于提供保证金的法律依据不足，保证金金额较大、存放时间较长带来的孳息归属，保证金退还等实际操作流程中的障碍等，都使得申办者提供保证金面临反腐败的合规风险。

但是，申办者应给予受试者人道主义紧急救助，这种情况适用于受试者情况危急，研究者不能立即判断严重不良事件与试验药物和试验程序肯定无关，受试者无法自行垫付治疗费用，试验机构无绿色救助通道时，申办者可考虑先于"相关性"及"责任方认定"给予基于人道主义的帮助，救治完成或受试者情况稳定后，各方将就受试者严重不良事件根据适用法律法规及合同的约定对责任进行判定，最终确定补偿或赔偿责任。

## 3　讨论

针对这些焦点问题，申办者和研究机构应积极地面对面沟通协商，并且双方都应该本着一个立场，即在药物临床试验的过程中，受试者的安全是首位的，试验各方首先应采取措施以充分保障受试者的安全和个人权益。无论在何种情形下，都要以受试者的处置为优先，任何一方不得逃避保护受试者安全的这一基本义务。

# 专业组 GCP 秘书，还要继续游离于试验项目之外吗？

近几年，我国 GCP 高速发展，大家都在摸索 GCP 的院内质量控制模式，其中三级质控在相关专家的推动下，成为很多机构设立的质控模式，但各个机构对三级质控的模式理解不一，有的认为是专业、机构办、医院质控，有的认为是项目组、专业组、机构办质控（这种模式居多），更有甚者除去这样的模式，对于各个专业组也搞出了三级质控，如研究医师质控、专业组质控员质控、PI 质控。不管是什么模式，近期对三级质控华而不实的评价暂且不说，笔者谈一下专业组 GCP 秘书（质控员）的角色定位，以上质控模式都要求专业组质控员不得参与要负责质控的临床试验项目。

众所周知，如果要在各个专业组挑出一个最懂临床试验、最知道临床试验中的要求、最懂 SOP 的人，那么任何人都会想到这个专业组的 GCP 秘书。其对临床试验的理解、与机构办的对接、接收新要求的能力甚至超过一般的专业负责人和 PI。那么，对于这样一个人才，我们是让他作为 Sub-PI、Co-PI 或者研究者开展临床试验呢，还是剥夺他开展试验的权利，让他去做质控呢？

在以前的管理模式中，由于每一个专业组有多个 PI，专业组 GCP 秘书就被强行安上了专业质控员的头衔，事实证明，这个专业质控员并没有真正发挥作用。因为 PI 带一个团队，而专业质控员不得参与该试验，那么他如何进行质控，再加上专业组试验经费的分配也是 PI 负责制，PI 也不会真正理解专业质控员的劳动价值。到头来往往流于形式，专业质检员在无奈中签字了事。

最近，大家也逐渐达成共识，项目的质量控制应该放在项目组，那么 GCP 秘书应该是保证临床试验项目质量的生力军，因此，在今天 GCP 从 NMPA 到各机构都更务实的情况下，建议把专业组的 GCP 秘书解放出来，让他进入项目组，发挥他应有的作用。一边做试验，一边做项目质控也不失为一个很好的办法，还可以带动其他年轻研究者的成长与进步。甚至机构办可以把各专业组的质控员纳入机构办质控管理中，对项目跨专业交叉检查，大家形成一个密集的质控网，使各专业组的临床试验质量控制同质同步。

　　好钢，就把他放在刀刃上。

# 探讨医院引入临床研究协调员及第三方稽查员

临床研究协调员（CRC）又称研究协调员 / 机构协调员（study coordinator/ site coordinator）、临床试验协调员（clinical trial coordinator）等，是指在临床试验中协助研究者进行非医学判断事务的人员。在欧美，CRC 作为临床研究中一种专门的职业已有 30 多年的历史，在那些推动专业领域发展的著名临床试验中，CRC 均扮演了重要角色。近 10 年来，在亚洲的一些国家和地区，如日本、新加坡、中国台湾地区和中国香港等，CRC 已得到高度的肯定和不同程度的应用发展。目前，欧、美、日等国家和地区的药物临床机构如果没有 CRC 就不能实施临床试验。近年来，在国家药品监督管理局（NMPA）对药物临床试验严格要求、新药临床试验日趋规范的背景下，国内部分药物临床试验机构已有 CRC 团队，并且在药物临床试验过程中发挥着重要作用。此外，申办者也把机构 CRC 是否全程参与临床试验工作作为挑选临床试验机构的前提条件之一。随着国际多中心及国内药物临床试验的日趋增多，我国目前迫切需要规范、标准、专业化的 CRC 对药物临床试验进行全程协调与参与。

GCP 规定，药物临床试验的申办者应当委托其质量保证部门或第三方对药物临床试验的机构和项目进行稽查（audit）。稽查是指由不直接涉及试验的人员对临床试验相关行为原始文件所进行的系统而独立的检查，以评价临床试验的运行及其数据的收集、记录、分析和报告是否遵循试验方案，申办者的 SOP、GCP 和相关法规要求，以及报告的数据是否与试验机构内的记录一致，即病例记录表内报告或记录的数据是否与病历和其他原始记录一致。

# 一、前言

我国目前已有超过 1000 家临床试验机构通过了机构备案。但是，我国临床试验机构的专业化、专职化研究团队建设滞后，高质量药物临床试验的开展需要分工合理、职责明确的研究团队，包括申办方、临床监查员、研究者、伦理委员会、机构管理员，还有临床研究协调员和第三方稽查员。由专业的人做专业的事，联合各专业的临床研究组织，整合各服务资源已经成为需求和趋势。

# 二、CRC 和第三方稽查员的主要职责

CRC 的主要工作职责是在研究者的指导下进行非医学性判断的事务性工作，如参与协调临床试验前培训、临床试验药物管理、文件管理、受试者招募及随访等，以确保药物临床试验顺利进行。国际性组织临床研究专业学会（Association of Clinical Research Professionals，ACRP）在 1995 年做的一项 CRC 工作分析调查结果显示，CRC 的工作涉及 11 个大类、128 项任务。在临床试验前，CRC 要充分理解研究目标，掌握前期研究资料，参与试验方案的可行性分析；制定和建立研究文件，组织研究人员培训，并监督试验前各科室的准备工作（如设备、标准操作规程等）；协助招募受试者，根据报名者是否符合要求来判断患者的入选资格，并在试验前做好受试者的知情同意工作，与申办者协商研究经费，帮助研究者管理研究财务。在临床试验中，CRC 要协助研究者进行受试者访视，并记录不良事件；收集所有试验数据并记录在恰当的原始文件和病例报告表上，保证病例报告表及数据文件的完整性。

临床试验稽查包括：①临床试验机构稽查。在临床试验开始前对选定的临床试验机构的整体情况，包括人员资格、培训情况、试验设施、管理制度等软硬件进行稽查。②研究稽查。对临床试验项目开展各阶段进行的 GCP、有关法规、试验方案、SOP 依从性进行稽查。③系统稽查。对临床试验单位及申办方内部的有关系统进行稽查。这里的系统是指能形成一定输出的一组方法、程

序或环节，主要包括试验用药供应系统、人员培训系统、质量保证系统、SOP
管理系统、不良事件报告系统、临床试验监查系统、数据处理系统、试验资料
的归档和保管系统等。稽查员还需要制订计划并组织实施，在稽查工作完成后
负责对该项目的临床研究团队及相关人员进行培训。

## 三、CRC 与第三方稽查员的专业背景与技能

欧美 CRC 的专业背景以护士居多，约占 60%，其次是药剂师，占
15%~20%；在日本，药师的比例占 68%，护士仅占 30% 多；而在我国，CRC
主要由护理、药剂、检验技师等生物医学专业背景的人员担任。从学历来看，
本科生约占 1/2，其次是大专生、硕士研究生，大专以下及博士研究生较少。

CRC 的工作涵盖了研究、管理、商业、患者护理等方方面面，因此，CRC
必须具备多种技能及很强的组织能力。对于数据记录、病例报告表等书面工
作，他们甚至必须做到"吹毛求疵"。CRC 要以人为本，因为通常状态下他们
必须与患者保持沟通以便掌握试验的完成情况并保护受试者的安全。CRC 必
须自信、专注，既能计划周详，又能随机应变。最为重要的是，在履行义务和
面对问题时要坚持原则。

稽查必须由独立的人员进行，这些人可以是本机构从事稽查的雇员（内部
稽查员），也可以是外部组织人员（外部稽查员）。稽查员要求临床医学或药学
专业知识丰富，具有一定的临床实践经验或临床试验经验；反应敏捷、善于表
达，能准确清晰地告知稽查结果；责任心强，细心、耐心，具备良好的沟通协
调能力和执行力；能承受一定工作压力，坚持原则。

## 四、培训与认证

对于 CRC 的专业背景，尽管没有法律法规做出明确要求，但大部分 CRC
都曾经做过护士、助理医师、药剂师或其他医药专业人员。培训 CRC 的途
径有很多，最普遍的是由临床机构内经验丰富的 CRC 进行非正式培训；如
果是刚成立的临床机构，可以派遣 CRC 去其他医院接受培训；申办方也可以

培训 CRC，但通常只针对申办项目的试验方案而不涉及 CRC 的基本业务培训；医院的研究者会议也可以提供类似机会，包括向申办方派遣 CRA 和其他参加会议的 CRC 们进行的正规演示和非正式交流。当然，也有一些专业机构或者大学开设正规的 CRC 培训课程，包括临床研究专业协会（Association of ClinicalResearch Professionals，ACRP）和社会临床研究组织（Society for Clinical Research Associates，SoCRA）提供的 CRC 培训及资格认证等。但是，参加 ACRP 和 SoCRA 资格考试还要具备一些先决条件，包括至少 2 年的相关工作经验。CRC 的资格认证早已被业内广泛接受。对于一个 CRC 来说，取得资格证明是明智的，它不仅体现了行业权威对自身能力的认可，也会增加临床机构对自己的信任度。

目前，第三方稽查员没有专门的培训机构和标准，没有国家机构认证上岗资格，基本属于边工作、边培训的模式。因此，中国的稽查员素质参差不齐，在一定程度上影响了临床试验的质量。

## 五、可行性分析

在临床试验中要启用专职的 CRC，临床试验机构可考虑从以下两个方面获得专职 CRC：①内部培养。专职的 CRC 可以从临床护士中选拔，并请专业组织进行培训，然后由机构统一管理和派遣。在这种方式下，人员利用率会比较高，人员管理方便。但是由于各医院人员编制都有严格控制，临床试验的数量也有多有少，所以并不是所有试验机构都能够采用。如遇到这样的问题，则可以采用第二种方式。②接受其他专业组织提供的 CRC。目前，国内已有越来越多的专业性研究组织可以提供专职 CRC 的派遣，如试验机构有需要，可以在接到项目后，向这些研究组织租借 CRC。在试验期间，由机构统一管理这些 CRC。这种方式比较灵活，不涉及医院的编制问题，人力成本较低。

目前，中国的第三方稽查员的主要来源包括：①申办方提供的稽查员，主要由申办方派遣，对该项目在机构开展的情况进行稽查；②机构接受其他专业组织（如专业稽查公司）提供的第三方稽查员。目前，国内有些机构定期（如一年两次）聘请第三方稽查员为本机构所开展的临床试验项目进行全面稽查，发现问题、分析问题，撰写稽查报告。

## 六、结语

随着我国在全球新药研发中的地位日益提高，临床试验尤其是国际多中心试验的数量稳步上升，国家对临床试验质量的要求越来越高，我国药物临床试验机构也将面临巨大的挑战。为了提升临床试验质量，迎接挑战，也为了试验机构本身的发展，CRC 和第三方稽查员的引入势在必行。而只有试验机构充分认识其优越性，并结合自身需求，采取实际行动取长补短，才能使 CRC 和第三方稽查员得以真正的推广和应用。这也将最终推进中国新药研发和临床试验的水平与国际标准接轨的进程。

# 再议 CRO 中心实验室的合规性

近期，笔者参加一个药物 GCP 检查，在核查某跨国公司的一个进口药品注册试验项目时，发现该项目中几乎所有实验室检查均被收集并寄往某国际 CRO 公司设在国内的中心实验室检测，仅剩心电图检查在机构所在科室内部完成。

如按照当前检查标准与要求须对实验室数据进行抽查核实与溯源，则需要检查组飞往该中心实验室所在地，计划中暂时没有这样的安排，显然不太可能。由此再次质疑中心实验室在国内的合规性，这里仅讨论在中国境内，一个进口药品国内注册试验中实验室检查的合规性。

## 一、质疑点之一：有无资质发临床检验报告

一个 CRO 公司设在国内的实验室有无资质给医疗机构发临床检验报告，或者说，医疗机构能否根据一个 CRO 公司的实验室报告来给患者诊断和判断疗效。

对于临床试验机构来说，研究者在筛选受试者入选临床试验项目时，也是作为医生在为患者诊疗，因此他必须在遵循 GCP 规范的同时，也遵循相关医疗法规和准则。显然在医疗机构内，医生必须依据医疗机构的检验报告来实施诊疗，而不是一个 CRO 公司的实验室报告，因此，医生用来给患者诊断和治疗评价的这个检验报告应该来自医疗机构，不少地区甚至连同一地区其他医疗机构的检验报告也不认可，更不用说一个来自公司的报告。通常国际 CRO 实验室是根据国外惯例或规则获得行业协会认证，但国内临床检验资质需要获得当地卫生健康委 / 局的执业许可证方可出具临床检验报告，这样的报告才符合医疗法规，否则只是一个科研报告。

假设一名受试者在参加试验项目期间发生严重不良事件，在当今医患关系紧张和信任度下降的情形下，患者由此起诉医疗机构和研究者，必将封存所有病历记录等原始文件。如果检方发现其中用于诊疗的大多数检验报告来自一个公司的实验室，其合规性必然会受到质疑，由此可能导致判定医疗机构的赔付比例会增加。

## 二、质疑点之二：有无纳入 GCP 监管范围

如果一个 CRO 公司的中心实验室参与了药物临床试验的实验室检验工作，是否需要按中国 GCP 机构管理法规中相关辅助科室及实验室纳入管理。

虽然今天临床试验机构已经实施备案制，但参照《药物临床试验机构》资格认定与复核检查标准精神，临床试验相关的辅助实验室需要与机构、伦理及专业一并接受资格认定现场检查，除了有与开展临床试验相关的检测、检验和诊断等相适应的仪器设备外，还需有使用、保养、校正与维修等 SOP 及记录，最关键的是需要审查卫生行政部门的执业许可和开具的室间质量评价合格证等相关证明性文件。显然，不在医疗机构内的检验实验室通常不会参加此类考评，笔者几年前也曾调查了解，这些实验室并无该类合格证明；最近几年开始有部分实验室仅获得了部分室间质控考评。

## 三、质疑点之三：如何核实原始数据判断其真实性

按照当前检查标准与要求，须对试验项目中的实验室数据进行抽查核实与溯源，而这些数据的原始保存地往往在异地的 CRO 的实验室；一是需要检查组飞往该中心实验室所在地方能实施，必将延长检查周期；二是该实验室是否会按规定妥善保存数据至足够时间和接待此类检查；三是该实验室能否作为研究机构的一部分纳入检查范围，如何纳入检查和管理是问题的关键，一旦纳入检查范围，等于认同其合规地位。上述这些问题值得我们机构、行业和主管部门去思考和解决，CRO 是不会主动去解决的，如不加以管理和限制，就默认为许可。

# 临床试验信息化建设，各个系统应贯通

药物临床试验网专家访谈栏目采访了南方医院国家药物临床试验机构办主任、药物临床试验中心主任许重远教授。请他站在机构的角度，为药物临床试验网的广大网友介绍一下临床试验机构管理。

许教授介绍说，中国的临床试验机构具有中国特色，但并不是说只有国内才有机构这种形式，国外并非没有临床试验机构，只是国外的临床试验机构不需要资格认证这一环节。国外的机构主要由 5 个部分组成：机构审查委员会（IRB，即我们的伦理委员会）、随访中心、IT 部门（因其信息化程度较高，故设此部门）、培训部门、财务部门，在职能和设置上与国内临床试验机构有一定的区别。国内临床试验机构的职能作用主要体现在以下 4 个方面。

① 服务职能：临床试验机构是构建临床试验的服务平台。

② 监管职能：临床试验机构对药物临床试验的组织管理、质量控制等进行监管。

③ 协调职能：临床试验机构是在财务科、检验科等多个部门之间进行协调的职能部门。如果没有临床试验机构，协调工作就会落到科研处、医务处等部门。

④ 培训职能：临床试验机构除组织培训班外，还在一些实际环节中持续地给研究者培训，包括制度与 SOP，能使研究者感到有专职部门的协助和支持。

这 4 个方面共同形成一个科研的支撑平台和服务平台。

有人觉得一个项目既要过机构又要过伦理，不但增加沟通成本，还减慢试验速度。对于这种看法，许教授说，局部存在这种情况，是因为机构和伦理在分工设置、管道流通上衔接存在障碍、不够通畅导致的。机构和伦理联动起来以后，效率反而会提高。

伦理委员会的审查是从保护受试者的角度出发，主要审查方案的核心问题，即风险和受益的平衡、受试者的保护措施等，与机构的角度不同。机构更侧重于科学性、合规性和可行性。在临床试验开始之前，机构代表院方对项目能否立项做出初步判定和基本评估，其中有伦理不能判断的问题，也有非伦理的职责。机构对法规的掌握比伦理更专业、更全面，对项目在院内开展的可行性更清楚、更明确。并且，机构会对向伦理提交的相关资料进行初步审核，有利于在伦理审查之前，把常见的、不规范的问题提前在机构这个层面解决，避免在伦理会上出现低级、不合规范的错误。所以机构的存在是必要的，如果没有机构，伦理就得把机构和伦理的工作一肩担负，效率反而会降低，分工明确才能使工作更顺畅。

当然，机构还是要下功夫提高效率，加快项目的通过量，临床试验机构建设应该把这两项作为一个重要的工作方向。但是，在机构人手不足的情况下，提高效率、提高流通量并不现实，如果人力足够，就会对项目能否通过有一个快速的判断和应对。许教授说，从目前机构承担的监管工作任务和各项职能来看，机构人数相对偏少。保证试验质量不能仅靠研究者，还需机构的监管、督促和协助。所以机构人员多、人力足的，临床试验质量相对好些；机构人员少、人力缺乏的，总体情况相对差些。医院虽不会依靠机构创收，但需要机构管理费用能够支撑机构人员的薪水和日常开支，做到平衡保本。若管理费用不能支撑机构的基本费用，医院自然不会聘用更多人员。所以，管理费要充足一些。

制度、要求等透明化的确保，需要机构通过网站、微信公众号等方式做一些信息公开。公开机构的操作流程，包括接待时间、工作节点的时间限定等。为提高机构运行效率，南方医院已经在做一些机构规范，一方面信息公开；另一方面流程明晰。每个节点、时间都有限定。

现阶段，各家机构网站主要公布办事流程，尚未形成一个公开的信息反馈平台，还不能主动推送进度。所以动态、进度等，仍然要靠申办方和CRO公司人员及时跟进和了解。在接待日，可以向机构相关人员、秘书、档案管理员、质控员等进行询问，来得到及时反馈。以后也许会建立一个动态的对外窗口，来通告受理和推进进度，确保信息反馈的及时性。

　　整个社会都处于信息化过程中，总体来说，临床试验机构的信息化建设也是必然趋势，重点在于如何将现有的每一段信息化管理系统贯通在一起。现在各家临床试验机构都在建立自己的信息化管理系统，就像高速公路一样，你建一段，我建一段。不但两段之间没有连通，信息不畅通，而且尚没有与一个大的综合信息平台连通，家家都是孤岛。所以，应该借助目前已经在架构的信息高速公路，去与一些公共的信息通路连通，这样才能达到某些信息的共享和及时的公开、推送。

# 药物临床试验医院信息系统免费医嘱系统的应用

2018 年 7 月，国家药品监督管理局发布了《药物临床试验质量管理规范（修订草案征求意见稿）》（该版本 GCP 最终稿已经于 2020 年 7 月 1 号正式生效实施），较 2003 年的版本做出了较大幅度的调整和增补，强调源数据应具有可归因性、同时性、原始性、准确性、完整性、一致性和持久性。我院信息化程度较高，已完成病历无纸化、移动医疗等医院信息系统建设，全面实现了病历、处方、检查申请、报告查询、危急值报告等的电子化，在此基础上，机构联合信息中心开发了基于医院信息系统（HIS）的药物临床试验免费医嘱系统，经过 2 年的应用，运行良好，使用便捷，极大地提高了临床研究效率，更好地保证了检查结果的可溯源和数据真实完整。本文旨在为各临床试验机构提供一种能够实现免费临床试验医嘱的简便可行的方式，进一步保证临床试验质量。

## 1 应用流程

立项试验启动前，机构办公室管理者对拟开展的临床试验进行信息维护，登录"药物试验管理办公室"HIS 账号，录入项目代码、名称、预算、开始日期等，限定开展临床试验的科室。根据方案要求，设置免费医嘱及免费次数。立项成功后通知医院财务科，根据合同及收款凭证录入免费检查费用，财务科不录入汇款记录，将不能开具免费医嘱，检查费超出录入金额后也将无法开具免费医嘱，并以弹窗模式提示余额不足。试验启动后，机构办根据项目启动会培训及授权情况，为有资质的研究者开通权限。获得授权的研究者只能看到被授权的试验项目，只能开具已设置的免费医嘱，未被维护的医嘱不能免费，且医嘱免费次数不能超过限定。

在试验阶段，所有门诊、住院患者如符合临床试验筛选条件，被授权的研究者可直接在其工作站将受试者加入试验项目，同一受试者只能加入一个临床试验。受试者加入临床试验后可按常规医疗流程进行各类操作，开具医嘱时系统自动弹出窗口提示该患者是"××试验的受试者"，并选择此次就诊为试验项目的"研究访视"还是普通诊疗过程中的"常规就诊"，研究访视即所开医嘱走科研账户零收费，常规就诊则正常收费。当试验周期较长、检查项目较多时，由于不同阶段需开具不同医嘱，易出现医嘱错开、多开或少开的情况，造成检验检查结果缺失、方案违背或增加不必要的检查，既浪费资源，又侵犯受试者权益。因此，可在试验启动前创建医嘱模板，不同项目每个访视期创建对应医嘱模板，研究者只需根据项目和访视期选择模板确认即可，简单便捷，既简化了研究者操作流程，提高了方案依从性，也保护了受试者的权益。免费医嘱开具后按照常规诊疗流程向执行科室发送电子申请单，受试者即可凭就诊卡或医保卡去相应科室进行检验检查。因 HIS 与检验科信息系统（LIS）和医学图像存储和传输系统（PACS）无缝衔接，研究者可及时查看受试者的检验检查结果，及时做出医疗处理。受试者试验结束时，在加入临床试验的界面可将其退出项目，避免多开免费医嘱或影响受试者加入其他临床试验。

HIS 免费医嘱系统可直接统计不同检验检查项目的费用明细，财务部每月定期结算临床试验项目中受试者的各项费用，支付给相应的检查科室。费用核算统计方便，真正做到了按照实际发生进行临床试验费用结算，极大地提高了相关部门的积极性。

## 2　应用效果

临床试验 HIS 免费医嘱系统操作简单，设计合理，关键步骤设有提示弹窗以便信息核对、确认，检查结果反馈及时，避免了纸质申请单出现的开单不准确、受试者信息错误、检查结果丢失、溯源困难等各种问题。且 HIS 可直接查询、记录受试者在院的所有就诊、用药情况，可避免受试者刻意隐瞒于其他科室、医师处的就诊及治疗，导致研究者对受试者临床试验药物的疗效、安全性做出错误判断，并漏报不良事件、合并用药等，更好地保证临床试验质量和受试者安全。临床试验项目信息的数据化，亦便于进行搜索查询、统计分析、远程查看等，使临床试验过程规范、流程清晰，方便机构办对临床试验的管理，更好地保证了临床试验的质量。

## 3  不同类型的电子免费医嘱系统

电子免费医嘱系统的实现方式较多，如临床试验信息化管理系统（CTMS）或药物临床试验项目管理系统（GCP 系统），功能覆盖整个试验流程，虽实现了免费医嘱，但研发成本较高，系统操作相对复杂，与 HIS、LIS、PACS 等系统衔接需要得到医院信息科的协助，导致实际可行性上的一些挑战。不过随着技术发展的成熟度及应用经验的积累，采购或与第三方的系统合作也已经是较为明确的发展趋势。但在与第三方系统合作时要特别注意医院数据安全及受试者隐私保护问题，避免不规范的安全隐患发生。

有的医院在 HIS 系统中增加免费医嘱模块实现零收费，投入经费少，操作界面为医师工作站，简单便捷，兼容性好，易于推广，但不同医院 HIS 系统免费医嘱的实现方式也大不相同。常见方式有：①基于医院现行医疗管理系统，在其中新增"临床试验门诊"模块，研究者只需登录医院 HIS 系统，选择"临床试验门诊"即可。②受试者凭身份证和医师写的参加临床试验项目编号申请新建就诊卡，将费用类别改为"药物试验"，医师开单后通知机构办资料管理员进行免费检查项目审核，审核通过即可进行免费检查。此就诊卡需由研究者统一保存。③在医嘱开具项目栏中增加"GCP 标志"选项框，研究者在此选项框中打钩后，系统自动识别为免费医嘱，计费为零。基于 HIS 的药物临床试验免费系统虽实现方式不同，但设计上均不对原有医师工作界面做较大改动，仅收费模式发生改变，不增加研究者额外的工作负担，从可实现方式及易用性上较有优势。但随着信息技术的发展，在临床试验信息化、数字化发展的趋势下，如何整体规划、逐步落实临床试验的信息化，可能在今天的管理中还是更有必要、值得更积极思考探索的。

## 4 讨论

高质量数据不仅是评价药物安全性和有效性的基础和依据，更是规范化临床试验的重要标志。为提高临床数据规范化管理水平，在 HIS 的基础上创建免费医嘱系统，将临床试验项目管理与现有 HIS 集成，从而实现项目内受试者医嘱免费及试验数据管理、统计。系统设计从研究者的角度出发，将受试者加入临床项目后，其各类操作与临床常规医疗流程完全一致，不给研究者造成任何额外的工作负担。将现有的 HIS、LIS 和 PACS 等系统衔接，基于医院 HIS 的免费医嘱系统，亦能充分享有医院信息网络平台资源，为临床试验研究者提供快速、便利、准确的临床试验所需信息数据。在试验管理方面，为机构办公室管理者设置"药物试验管理办公室"HIS 账户，对开展的临床试验项目进行信息维护、权限设置及过程监管，保证临床试验合理有序、规范化实施。

药物临床试验电子化管理是科技进步的必然发展趋势，是创建临床试验高效先进运行管理机制的基础，可便捷、快速获得并使用临床试验数据，实现源数据的及时管理及快捷分析，是药物临床试验质量控制的关键环节之一。我院创建的免费医嘱系统方法，目前尚未发现文献报道，基于 HIS 免费医嘱系统，将药物管理办公室、研究者及财务部门有效衔接，提高了临床试验过程监管的效率、质量及研究者参与临床试验的积极性，也提高了我院临床研究的水平。

# 转变试验机构管理模式，为临床试验保驾护航

没有临床试验，就没有新药。我们现在所使用的药，在成为药品这种特殊商品前，都要经过临床试验，才能保证患者用药安全与疗效。高质量的临床试验离不开药企、研究者、CRO、一线从业者（CRA、CRC）、受试者等各方的付出，也离不开机构为提高临床试验水平所做的努力，临床试验机构在力求质量最优的同时，应酌情考虑并关注临床试验的运行效率。

本期《临研家》栏目专访青岛大学附属医院的机构办主任曹玉，作为"722"史上最严数据核查工作的亲历者，曹主任以多年专业 GCP 管理者及最近 3 年临床试验研究者的双重身份，深知临床研究工作任重而道远，为我们带来关于提高临床研究质量的思考。

## 一、研究者是保证临床研究质量的核心

从 2015 年 7 月 22 日数据核查开始，临床试验各方的责任明确了，研究者全程参与临床试验，是保证临床试验质量的核心，机构办需要提高他们的临床试验质量意识。因为在此之后，研究者要对所有临床试验的真实性、完整性、规范性问题承担法律责任，这就迫使研究者必须去提升临床研究能力。

但在目前的情况下，各机构的质控还是无法弱化，部分机构质控还是保姆式、管家式的。要明确的是，临床试验的质量是做出来的，而不是管出来的。临床试验质量的提升，有赖于更多高水平专业的研究中心和研究者的出现。

## 二、转变理念：逐步由保姆式转向服务式

随着机构备案制的正式实施，越来越多的临床试验资源被释放出来，政策的调整和改变给了机构重新定位的契机。

随着临床试验项目，尤其是高水平的临床研究的增加，机构办公室将发挥更多职能优势，为临床试验提供更多高效的管理与服务。

一支分工明确、沟通顺畅的团队能够加大临床试验质量的砝码。为此，机构需要不断提升管理服务意识，为申办者、研究者、CRO、SMO、受试者等提供更多帮助，快速推进临床试验服务能力的建设，服务于新药研发，尤其需要关注创新药对临床试验效率的客观诉求。

## 三、"722" 后时代，更要脚踏实地

"722" 是个里程碑事件，在此之后的临床试验水平和临床医生做研究的质量意识其实已经有了很大的提高，但临床试验质量是一个永恒的主题，也是药监部门长期严格监管的内容。对质量的把控，保证临床试验数据的真实、完整、规范是临床试验各责任方共同追求的目标。做临床试验就像扭秧歌，走三步退两步，谨慎地审视我们走出的每一步，保持高度的责任心，才能促进药物创新及临床研究环境的健康发展。

## 四、结语

过去几年，医药监管体系改革，汇聚了大量专业人才，极大地推动了医药产业的创新发展。临床试验是整个医药创新生态系统最为重要的一环，只有真正懂得开展临床研究的意义，不断提升临床研究能力，实现临床试验质量与效率的双重驱动，才能真正助力医药创新产业的腾飞。

# 取消机构认证带来的机遇与挑战

既往 SFDA、CFDA 对临床试验机构进行认证，为中国临床研究培训了大量的合格研究者，有效规范了临床研究的操作过程，为提高中国临床研究质量做出了巨大的贡献。然而，随着研究者临床研究素质的不断提高，临床试验机构在临床研究中的作用也发生了一些变化，尤其是定位与功能的变化。依据"两办"意见，NMPA 最终确定自 2019 年 12 月 1 日起实施临床试验的机构备案制，并设置过渡期 1 年至 2020 年 12 月 1 日，这对中国的临床研究行业具有划时代的意义。可以说，临床试验机构取消认证，改为备案，说明中国的临床研究上升到了与国际接轨的水平，也标志着真正的专业化临床研究的开始。

对于临床研究行业来讲，机构从取消认证到备案，同时带来了机遇与挑战。但不管挑战如何，总体来讲，这次变革对专业的临床研究工作人员来说是一缕春风，让人似乎能够看到春风吹过后的一片葱茏。

首先受益的应该是 SMO 公司。一些国家最初的 SMO 就是隶属于医院的工作人员自己建立的，同商业化的院外 SMO 相比，各医院临床试验机构仍然具有巨大的优势。在临床研究市场上，各医院的临床试验机构才是商业化 SMO 最大的竞争对手。自中国的 SMO 诞生以来，SMO 与机构的协作共生关系一直比较微妙，甚至一些 SMO 在操作上长期处于半合法的状态。机构实施备案制以后，虽然 SMO 派驻的院外 CRC 在每一家医院的工作仍然必须得到该医院临床试验机构的认可，但临床试验机构的优势地位在取消机构认证以后将有所弱化。同时，由于 SMO 业务的开发可以不受临床试验机构数量的限制，可以不断开发新的医院，扩展业务，SMO 对某个临床试验机构的依赖性也就降低了。

同时，机构认证的取消也可以促进医院临床试验机构的发展。从认证到备案，如果进入良性发展，机构数量将有所增加，因此，各医院的临床试验机构市场化的属性将有所加强，最终临床试验机构会在技术和质量上与 SMO 公司在同一个水平进行竞争。以前临床机构的认证很多工作流于形式，甚至有专门的公司仅为了让机构获得认证资质，替临床试验机构准备文件。有的机构准备了几百个 SOP，连自己都看不过来。机构从认证到备案将迫使一些医院的临床试验机构在业务和管理水平上进一步提升自己，利用自己同本院的关系来获得竞争优势。做得好的临床试验机构同样可以利用自己的技术优势，同商业化的 SMO 公司一样，将自己的业务拓展到其他医院。对临床研究不重视的临床试验机构可以逐渐减少规模，最后只是负责管理一些行政事务。美国的一些大医院也有机构，但是这些机构基本上不会对临床研究进行太多的干涉。

　　CRO 公司的业务也会增长。对于 CRO 公司来讲，至少会涌现可行性研究和研究者培训两大增长点。以前由于有资格做临床研究的医院有限，同其他国家的可行性研究相比，中国的可行性研究相对来讲比较简单，只需要从有限的、有资格的医院中进行挑选就可以了。取消机构认证以后，逐步将有更多医院可以成为备选的医院，工作量就显著增加了，评估的难度也指数级上升了。虽然将来对研究者的筛选，在一定的时期内仍然会首选那些曾经获得过认证的机构，但毕竟筛选范围要扩大到那些新备案且有能力做好临床研究的医院了。选取真正愿意参加临床研究并愿意服从要求的医院参与到临床研究之中，是提高临床研究质量的关键。在美国进行的可行性研究，往往需要调查几百甚至上千家医院，通过可行性研究找到对这个研究感兴趣的研究者，在通过对大量备选医院的筛选访视来确定符合条件的研究者，最终找到既合作又合格的研究者，这也是将来会发生在中国的情况。

　　同时，会涌现研究者培训的市场。机构备案放开了，申办方在对医院的选择上有了更大的自由度，但研究者是否合格便成为一个突出的问题。现在，想参加临床研究的人员只要完成了网上的培训课程并交纳一定费用以后，就可以获得一张 GCP 证书。但是获得了 GCP 证书的临床研究人员不一定真正懂得临床研究的操作，更不意味着真正具有临床试验的能力，如何将 GCP 的规定实际应用到临床研究工作中，仍然需要更为具体的培训。事实上，自中国开展临床研究以来，虽然给研究者提供了大量的培训，但真正将研究者培训出来的是那些国际及国内的药厂和 CRO 公司。这些国际及国内的药厂和 CRO 公司通过具体开展的每一个项目培训了研究者。一些研究者通过参与国际多中心临床研究的项目成为临床研究的专家。对研究者的培训，CRO 公司可以做，SMO 公司也可以做，甚至会有一些专门的培训公司来提供这样的服务。这种培训的目的，不是让研究者拿到一个证书，而是让研究者在以后真正开展临床研究的时候具有能力，能够通过来自官方的检查。

机遇也意味着挑战。有的同行发出感叹，机构认证取消以后，临床研究质量方面的责任就完全落在申办方身上了。实际上，取消机构认证以前，临床研究质量方面的主要责任最终也是落在申办方身上的，只是现在更直接一些了。如何做好可行性研究，如何有效地筛选临床研究中心，如何做好临床研究的筛选访视，这是各 CRO 公司和申办方需要面对的问题。

虽然取消了机构认证，申办方对临床研究中心或者研究者的选择全面放开，但不是马上就会发生变化。首先，申办方在对研究中心进行选择的时候，仍然会优先选择那些以前获得过认证的医院。其次，临床试验机构在一定的时期内仍然会起到很重要的作用，临床研究市场不会马上出现"收拾金瓯一片，分田分地真忙"的景象。

# 关于临床试验机构备案"参加过 3 个以上药物临床试验"的问题思考

为加强药物临床试验机构的监督管理，根据新修订《中华人民共和国药品管理法》的规定，药物临床试验机构由资质认定改为备案管理。国家药品监督管理局会同国家卫生健康委员会制定《药物临床试验机构管理规定》，于 2019 年 11 月 29 日发布，自 2019 年 12 月 1 日起施行。

在《药物临床试验机构管理规定》的第二章　条件和备案　第五条　药物临床试验机构应当具备的基本条件包括里原文要求："（四）具有掌握药物临床试验技术与相关法规，能承担药物临床试验的研究人员；其中主要研究者应当具有高级职称并参加过 3 个以上药物临床试验。"

对于这一条中的"主要研究者应当具有高级职称并参加过 3 个以上药物临床试验"的具体要求是什么，暂时还未能明确。笔者将就该问题的几点思考分享如下，欢迎业内同人探讨、指正。

## 一、关于"主要研究者"

① 在我国现行的《药物临床试验质量管理规范》（局令第 3 号，2003 年 9 月 1 日起施行）中，并没有对"主要研究者"有明确的定义，全文也没有"主要研究者"的说明及描述。

② 在 2018 年 7 月 17 日国家市场监督管理总局发布的《国家市场监督管理总局关于公开征求〈药物临床试验质量管理规范（修订草案征求意见稿）〉意见的通知》的第二章　术语及其定义　第十一条　本规范下列用语的含义中："（六）研究者（Investigator），指实施临床试验并对临床试验质量及受试者安全和权益负责的试验现场的负责人，又称主要研究者（Principal

Investigator )。"

这里的描述直接把主要研究者等同于研究者。（呼吁参与这项工作的专家们在最终定稿的版本里一定要避免继续使用这个表述，具体原因相信看完全文的读者们能理解。）

③ 在 ICH E6 中对应"主要研究"的原文描述见 1.34 Investigator：

A person responsible for the conduct of the clinical trial at a trial site. "If a trial is conducted by ateam of individuals at a trial site, the investigator is the responsible leader of the team and may be called the principal investigator.See also Subinvestigator."

大白话的翻译："如果某项临床试验是在某个由一个团队共同执行的研究中心进行的，某个承担这个团队领导责任的研究者通常也被称为主要研究者，其他都被称为 Sub-I。"

因此，在《药物临床试验机构管理规定》里关于"主要研究者"的表述，个人主观臆测是基于 ICH E6 的定义。但作为一个行业规范性文件，直接引用 ICH 的要求且没有具体的解释说明，对实际工作的指导性可能带来很多问题，应该需要业内同人尤其是行业前辈及专家们予以重视，笔者发现，在现行的"药物临床试验机构备案管理信息平台"上直接使用的也是"主要研究者"（再一次主观臆测：这里的"主要研究者"应该等同于过去的"专业负责人"）。

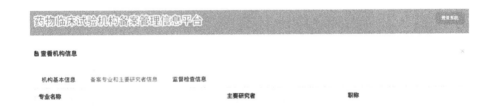

## 二、关于"参加过 3 个以上药物临床试验"

这个问题是目前困惑业内拟备案药物临床试验机构甚至很多省局领导们的一个关键问题，"参加过 3 个以上药物临床试验"的具体标准是什么？就这个问题，笔者也咨询过多位业内资深专家及领导，但对此的理解可以说是莫衷一是，主要存在以下困惑。

① "3 个以上药物临床试验"的范畴：我们都了解，中国临床试验的现状百花齐放，哪些临床试验属于"3 个以上药物临床试验"呢？注册临床试验肯定算，但是那也只能是研究者既往实习、进修或者跳槽到新医院的才有这样的经验；上市后的是不是都算，国内上市后研究也是五花八门；研究者发起的学术性研究算不算，真实性研究算不算；是不是必须有注册登记的项目才算。

② "3 个以上药物临床试验"的参与范围及程度：对参与试验的具体授权职责范畴有没有要求，还是说只要在试验里有被授权，无论做什么工作都算。

③ "3 个以上药物临床试验"的完成阶段：对参加过怎么理解，是做完 3 个试验才算，还是只要参与了无论多久即便还在进展中的都算。

④ 如何证明参加过：通过什么方式来证明参加过了，接受的证明资料是什么。

⑤ 参加过 3 个以上的数量：3 个以上是否含 3 个。

或许这些问题也同样在困扰着很多同行，也或许很多同行会感觉这些问题太较真。之所以抛出这个问题是因为近期在网站遇到好多老师及同行的咨询，细究起来还真的是很多问题值得厘清。之所以探讨这个问题是基于笔者一直坚信行业的主流方向还是希望通过共同努力让药物临床试验机构的数量再多一些。只有充足的供给数量，才能有更好的行业质量，才有行业的发展效率，才有临床试验行业真正的供给侧结构性变化，才有行业真正意义上的健康可持续发展，也才能让创新与技术驱动真正在我们行业落地生根。一致性评价试验领域所走过的路，清楚地证明了这一点。

笔者相信，这也是中共中央办公厅、国务院办公厅《关于深化审评审批制度改革鼓励药品医疗器械创新的意见》中第一条　改革临床试验管理的第一项就是"临床试验机构资格认定实行备案管理"的初衷（当然其中也明确写明：临床试验主要研究者应具有高级职称，参加过 3 个以上临床试验）。

这个问题的直接影响是：对于既往没有备案过的药物临床试验机构在申请备案时，是否必须每个专业至少有一人符合"主要研究者""参加过 3 个以上药物临床试验"的要求,这个具体标准给药物临床试验机构的备案带来很大影响。笔者也就此问题通过不同渠道向不同的业内专家进行了请教,了解到的真实现状是目前各个省局对这一标准的理解与把握尺度均不相同。如果说临床试验机构资格认定实行备案管理是业内具有重大意义的创新举措,那么这个具体问题的解决就显得尤为重要也极有意义了。

# 勿忘初心：机构备案的好事需要办实了

## 一、临床试验机构备案的背景

2017 年 10 月 8 日，"两办"印发《关于深化审评审批制度改革鼓励药品医疗器械创新的意见》，这是近 20 年与临床试验相关最顶层的文件了。在文件的第一项第一条中就提出"临床试验机构资格认定实行备案管理"，具体如下。

一、改革临床试验管理

（一）临床试验机构资格认定实行备案管理。具备临床试验条件的机构在食品药品监管部门指定网站登记备案后，可接受药品医疗器械注册申请人委托开展临床试验。临床试验主要研究者应具有高级职称，参加过 3 个以上临床试验。注册申请人可聘请第三方对临床试验机构是否具备条件进行评估认证。鼓励社会力量投资设立临床试验机构。临床试验机构管理规定由食品药品监管总局会同国家卫生计生委制定。

也正是在这份文件里，同时提出"临床试验主要研究者应具有高级职称，参加过 3 个以上临床试验"。

历经多年同行的鼓与呼，临床试验机构备案拉开序幕！

这个改革的背景是什么？

为什么改革临床试验管理要优先提出临床试验机构从资质认证到备案的主张？

我想，最核心的因素还是产业发展周期的显著诉求。中国医药产业从过去的市场和销售导向升级为今天的创新与产品导向，创新药的研发能力与水平已经成为今天医药产业发展的关键，我想这已经是业内的共识，临床试验已成为医药产业发展的关键环节，临床试验逐步成为行业发展的瓶颈及咽喉，而临床试验要发展，核心就是临床试验执行的单位——临床试验机构与研究者。

产业升级是医药行业发展的主流，也是非常务实的需求。任何产业的升级，根本性的力量均源于供给侧的升级，而供给侧的升级必然是量变到质变的过程。

临床试验的供给侧是哪里？是临床试验机构，是研究者，让临床试验机构和研究者具有足够多的数量，让临床试验从量变到质变，让"消费者"（制药企业或合同研究组织）拥有"消费"选择权，是产业良性发展的基础，而选择权只能建立在足够数量的选择项基础上才得以发生。我想，这正是临床试验机构从认证到备案的大行业背景，而不能简单看作"放管服改革"的要求。

## 二、临床试验机构备案的现状

放到当前以医药创新为主导的发展背景下，以"两办"意见为指引，2019年11月29日颁布的《药物临床试验机构管理规定》中第二章第五条对机构具备的基本条件具体要求如下：

第五条 药物临床试验机构应当具备的基本条件包括：

（一）具有医疗机构执业许可证，具有二级甲等以上资质，试验场地应当符合所在区域卫生健康主管部门对院区（场地）管理规定。开展以患者为受试者的药物临床试验的专业应当与医疗机构执业许可的诊疗科目相一致。开展健康受试者的Ⅰ期药物临床试验、生物等效性试验应当为Ⅰ期临床试验研究室专业；

（二）具有与开展药物临床试验相适应的诊疗技术能力；

（三）具有与药物临床试验相适应的独立的工作场所、独立的临床试验用药房、独立的资料室，以及必要的设备设施；

（四）具有掌握药物临床试验技术与相关法规，能承担药物临床试验的研究人员；其中主要研究者应当具有高级职称并参加过3个以上药物临床试验；

（五）开展药物临床试验的专业具有与承担药物临床试验相适应的床位数、门急诊量；

（六）具有急危重病症抢救的设施设备、人员与处置能力；

（七）具有承担药物临床试验组织管理的专门部门；

（八）具有与开展药物临床试验相适应的医技科室，委托医学检测的承担机构应当具备相应资质；

（九）具有负责药物临床试验伦理审查的伦理委员会；

（十）具有药物临床试验管理制度和标准操作规程；

（十一）具有防范和处理药物临床试验中突发事件的管理机制与措施；

（十二）卫生健康主管部门规定的医务人员管理、财务管理等其他条件。

药物临床试验机构为疾病预防控制机构的，应当为省级以上疾病预防控制机构，不要求本条前款第一项、第五项、第六项条件。

这样的基本条件相较于《药物临床试验机构资格认定办法（试行）》有很具体、务实的延展，但是即便是过去的资格审核认证的年代，我们批准核准一家机构的资质，也不是各项基本条件都得完美。为何从过去的资质认证到苦苦盼来今天的备案制的背景下，反而这些基本条件的任何一条都是否决项？这是"两办"意见的初衷吗？之所以提出此问题，是因为出现多个省局仅就一条"主要研究者应当参加过 3 个以上药物临床试验"不符合要求勒令备案医院撤销备案。

大限即将来临，目前的机构备案情况进展如何呢？这些措施在当初的背景下是否有结果预期，我们目前的进展符合预期吗？

恐怕既往在认证时代已经获取资质的专业倒在"3 个项目经验"门口的不在少数（未能逐一核对），也或许既往有资质的机构各行其道、各显神通，使得各专业主要研究者具备"3 个项目经验"，这俨然成为一场轰轰烈烈的保卫战。

这难道应该是机构备案制下应有的景象？

说好的行业春天、千家争鸣呢？

对于既往没有资质的医院，想申请机构备案，着实无门。

## 三、再说"主要研究者3个以上项目经验"

现行 GCP 里并无"主要研究者"的概念，个人妄议一下，这里的"主要研究者"是指组长单位的项目负责人，要求必须有3个以上项目经验合情合理。

主要研究者的英文是 Principal Investigator，缩写为 PI。根据 ICH-GCP 的定义，Principal Investigator 同 Investigator 实际上是一回事。如果一个药物临床研究机构只有一位研究者，就称为 Investigator；如果一个机构有多位研究者，那么主要负责的研究者就称为 PI，其他称为 Sub-investigator，常简写为 Sub-I。我们已经正式加入 ICH，也已经全面与国际接轨了，未曾查询到哪个国家或地区要求研究者（或主要研究者）必须具有3个以上试验项目经验的。

有一篇文章关于这个问题是这样描述的：

### ■ 4.2　关于主要研究者的资质

只有已备案的主要研究者才能承接临床试验，备案平台中要求填写主要研究者的资质。需注意的是此处的"主要研究者"含义与《药物临床试验质量管理规范》中的"研究者"等同，即指实施临床试验并对临床试验质量及受试者权益和安全负责的试验现场的负责人。

主要研究者是临床试验的主导者，是临床试验顺利实施的关键。主要研究者应有一定的学术或行政地位，了解相关法律法规，具有足够的专业知识和培训经历，能够保证受试者的来源、组织调配研究人员、协调专业组与机构之间的事项，能够承担试验相关的医学决策责任，保障受试者的安全和权益。

但上述内容不易量化，因此备案平台根据《机构管理规定》将主要研究者应具备的资质标准化：一个标准是应具有高级职称，职称在相当程度上能够反映一个研究者在机构内的影响力以及学术地位；另一个标准是参加过3个以上药物临床试验。对于这个标准，需明确几个关键点：①必须完成过3个及以上的临床试验，未完成的试验不符合要求；②必须是药物临床试验，医疗器械临床试验不符合要求；③这些药物临床试验必须是以注册为目的的，即经国家药品监管部门批准或备案的药物临床试验。同时应指出的是，《机构管理规定》对其在所参加过的药物临床试验中承担的职责未作硬性规定。

如果在机构备案里要求"主要研究者"必须拥有3个以上项目经验，且必须符合"药物试验""注册目的"，请问这些经验从何而来？

文中也提到，只有备案的机构才能承接临床试验，这是 GCP 的基本要求。那到底是先有鸡还是先有蛋呢？

　　我们没有 3 个以上项目经验，所以机构无法备案，而不能备案的机构又不能承接临床试验，更加具备不了 3 个以上项目经验。如此一来，机构备案岂不是纸上谈兵，"两办"意见流于形式？

　　这篇文章一出，有省局直接勒令备案机构撤销备案，当然，在此之前已经有多个省局依据"3 个以上项目经验"勒令机构撤销备案。如此一来，"3 个以上项目经验"成了机构备案的前提条件。

> 备案状态：取消备案（2020-11-10）

　　既然改革临床试验管理是必要的，临床试验的主体责任已经从监管主体变为申办方主体，那对于临床试验的机构选择权何不交给申办方？

　　权利是否可以真正下放到市场，GCP 不是明确说明这属于申办方职责吗？

　　呼吁领导、专家们真正看到产业周期里的关键问题，把机构备案的初心捡回来，把机构备案这件好事真正落实了。在分级诊疗患者资源的大背景下，临床试验机构唯有数量足够，"消费者"（申办方）拥有选择权了，才能真正有利于优胜劣汰，才能真正促进行业的良性发展，才能真正落实临床试验的管理改革。

## 四、机构数量到底够不够？

　　这个问题仁者见仁，智者见智，我们可以先看看其他行业的发展，在国内的产业环境下，各行业的发展脉络可做参考，但凡已经步入良性发展阶段的产业，均经历过适度竞争，这也是政府大力倡导"供给侧结构性改革"的基础。

　　任何一个市场，包括临床试验这个市场，临床试验机构作为供给方，如果没有充足的数量，申办方作为需求方，是没有选择权的。在这样的市场环境里，供给方的发展只能依赖自身的意愿和意识，无法感受市场的影响力，基于临床试验本身在各家医院的地位与影响力的尴尬现状，在这样的环境下仅依赖自身的驱动力来发展必然是缓慢的。

然而，产业已经步入创新药这个新周期，创新药的临床试验诉求与过去的仿制药年代有本质上的差异。仿制药时代基本以质量为主导，而创新药时代质量是底线，质量要求远高于仿制药时代是前提，更重要的是，与此同时创新药的效率几乎等于"命"，效率对于创新药的意义在一定程度上是最核心的要素。

回到临床试验机构数量到底够不够的问题，我们要看今天产业发展的特点，如果说从质量能保障、效率能突破的这个视角，显然符合这样市场需求的临床试验机构数量是远远不够的，至少临床试验效率在现有机构的意识与理念中依然是非常薄弱的，各家机构并不需要关注效率如何，我要考虑的是让质量符合要求（不由感觉到类似计划经济与市场经济的特点差异），从 SSU 动辄 7~10 个月的时间就可见一斑，而很多新兴机构基本能缩短到 5 个月左右，仅此一点就是行业的进步，尤其是在创新药的大背景下，这样的效率突破意义重大。新兴机构发挥自身的优势，就好比年轻人有年轻人的优势一样，更敢于突破、敢于创新，而这些突破与创新所带来的积极成果，必然会影响到我们的老机构，这样的环境一旦形成，产业一定会更好。

当然，我们会有一个担心，过去那么多资深机构临床试验都存在很多问题，这些新机构质量能行吗？

对于这个问题，其实不必过于担心：一，临床试验本身的治疗完全是按照确定的方案去执行，所以技术执行上不是问题，甚至新兴机构反而会更好地依从方案；二，是新备案群体的三四线研究者的时间与积极性充分，还是三甲医院的研究者时间与积极性更充分，显然新兴机构的研究者的时间投入与积极性都更有优势，尤其是能够参加 RCT 研究，对很多三四线研究者来说，这个机会太难得了，这对医生、医院整体能力的提升都具有积极意义；三，临床试验的获益对新备案的机构更有驱动力，显然新兴机构更需要、更看重这样的机会，尤其是很多地方出台临床试验的激励政策。有这样的基础，我们完全有理由相信新兴机构能做好临床试验，他们将是产业健康发展极为重要的推动力量，也是让中国临床试验机构能力与发展真正接近国际水平的催化剂。

尤其是今天的分级诊疗让多数适合临床试验的患者资源逐步下沉，新兴机构在很多领域的受试者人群更有优势，这个时候积极健康推动机构备案的落地，让更多有热情、有理想、有意愿、有能力的研究者与研究机构参与到新时代临床试验的发展中来，对中国医药产业发展是件大事。我想这也才是"两办"意见的初衷，我们不应该仅以"3 个以上项目经验"一拒了之，这个问题岂不是变成如"循环证明"一样的困境，既然是改革，就需要改革的决心和魄力。

固然新机构会存在很多经验上的不足，但历经数十年的发展，产业也不是那么脆弱，中国申办方的水平，尤其是一大批专业 CRO、专业 SMO 的兴起，让新兴机构健康成长的能力与资源投入是足够的，我们还是需要相信市场也是有一定的力量与能力的。况且，临床试验机构的选择责任与临床试验的质量责任由申办方承担，我们这个行业也可以多一点用户思维，让机构备案这个好事能够落到实处，让中国创新药的发展拥有更好的土壤与环境。

# 第二篇
# 试验技术操作篇

# 《国际多中心临床试验指南意见稿》分析与建议

2014 年，CFDA 公开征求《国际多中心临床试验指南（试行）》意见稿，总体来看是根据当前临床试验应该达到的水准和实际情况而制定的，是针对目前行业内工作的迫切需要制定的较具体化的指南。《国际多中心药物临床试验指南（试行）》[以下简称《指南（试行）》] 于 2015 年 1 月 30 日发布，自 2015 年 3 月 1 日起试行，将对国内临床试验产生深远的指导意义。

《指南（试行）》分 9 个方面进行了规定和要求。包括背景、目的与意义、总体要求、试验规范性、科学性、注册申报要求、方案变更、现场检查和名词解释。

贯穿其中的主要思想有 5 点：

① 同时符合国际通行规章和（当地）中国法规。

② 平衡整体与局部的考虑与分析。重点结合考虑整体评价和中国数据的分析。

③ 要求统一性。要求统一方案，统一诊疗及安评指标，统一培训，包括方案、SOP、记录、电脑使用等。

④ 考虑差异性。包括各地医疗实践和诊疗指南的差异，药代、剂量差异等。

⑤ 强调独立性。要求独立的数据监查，独立的终点评价委员会。

几点建议：

① 临床试验外包服务应实行分段承包，不应 CRO 打包全承包。其中几个重要环节需要分包，包括：申办者提供试验药物后的设盲、编码及应急信封等准备；中心实验室检测；监查；数据管理；统计。应由不同公司和机构分段实施，以免操控面太广，导致权力过于集中，监查者应与参与试验环节者分开，避免自己监查自己的局面。

② 强化全程统一接受监管和现场检查，包括机构临床试验实施阶段和上述外包阶段。尤其加强试验药物准备阶段（考虑留样）、中心实验室、数据管理及统计节点的现场检查。

③ 参与者的资质确定和审核。《指南（试行）》中要求合格的研究者，同样也要求合格的中心实验室，且具备当地法规要求的临床检验资质与室间质控考评，以及合格的数据管理与统计单位等。对所有参与者的资质审核需要制定与完善评估标准和审核流程，这可以在其他配套文件规定中体现。

# 当前国内临床试验中一些技术难点、疑点和建议（一）

近年来，药物临床试验在国内蓬勃发展，无论是机构的数量和规模，还是承接项目的数量和质量都有了大幅提升。SFDA/CFDA/NMPA 对临床试验给予了高度重视，从 2003 年 GCP 的推出，到 2006 年的专项检查，再到 2015 年的"722"，以及飞行检查和注册核查的实施，认定复核标准的提高，一系列的举措使得国内药物临床试验机构的运行管理水平也不断提高，正逐步由兼职走向专职和专业化的道路。国家"十一五""十二五""十三五"重大专项计划也给予了大力支持，支持 GCP 平台建设，但下一步怎么走？如何建设好这个平台？我们准备好了没有？我们似乎还没有。一方面，我们太忙，忙于应对本职工作；另一方面，我们考虑得较少，还没来得及全面思考如何在医院构建 GCP 平台，尤其是符合医药研发主流市场、满足创新药临床试验诉求的 GCP 平台，哪些核心业务应该掌握在我们手中？而当前临床试验实际操作中还存在不少技术难点和疑点，缺乏相关指南；还有不少模糊地带，缺少相关规定。2003 版 GCP 已走过了 10 余年，2020 版 GCP 虽然已经基本和国际接轨，但一些具体情况和问题在 GCP 中仍无法找到规定或答案。CRO、SMO 等国内外服务公司像雨后春笋般崛起，积极参与到临床试验的多个方面，接触面越来越广，涉入度越来越深，凡是有松动可以不放在医院做的都被剥离走，从招募、实验室检查、CRC 到数据管理与统计等。许多机构和研究者还很欢迎，不用干太多活，乐得轻闲，有的试验剥离得仅剩下将筛选患者的活儿留给研究者了，这是值得我们警惕的一个问题。我们 GCP 机构需要大家来共同商量和探讨当前出现的一些新情况和新问题，要考虑未来可能的发展模式，如何调整目前的结构，加快机构建设，构建新型 GCP 机构生态平台。在此，就机构在运行管理中的一些体会，以及遇到的一些难点和疑点进行讨论，有些方面不少机构已经开始做了。

# 一、关于机构

1. 机构名称问题

关于"药物临床试验机构和机构办公室"两个名称,"机构"的概念给人模糊不清的印象,太笼统。另外,以往称"临床药理基地",现很多时候和场合还是习惯称"基地"。建议将来能统一改成"药物临床试验中心"。当前在医院中已存在很多专科中心,对"中心"二字容易理解和接受,另外,对应"多中心临床试验"的概念,称"中心"似乎更合适。名称很重要,所谓"名不正,言不顺"。

2. 机构的人员设置和组织架构

(1)关于人员设置

现有管理文件和标准中只提到机构负责人、办公室主任、秘书。建议在新认定或备案标准中考虑增加相应条款,机构可根据情况设置专职质控员、研究协调员(CRC)、GCP 药师、档案管理员等。

(2)组织架构

当前国内机构办公室多数还是隶属于科教科、医务处、科研处、药剂科等,情况不一,虽然近年有越来越多的机构独立出来,但更多的还只是运营的独立,无法完全实现体制及管理体系的独立。建议将来能单独设置为职能科室或多功能学科,允许多个系列专业人员的存在,解决人员发展及职称晋升问题。

# 二、关于临床专业科室与研究者

① PI 太忙,接完项目就交给手下医生,项目多了就"包产到户"。没有全职的临床试验研究医师,大部分参加项目的研究医师都是在承担正常的临床工作之余,兼顾临床试验项目。临床试验很多具体工作都是由研究护士、CRC、研究生或进修医生等参与完成的,有些还缺少 GCP 法规与技术的培训,没有GCP 的意识,责任心不强,临床试验能力欠缺。

② 不少机构或科室还没有自己的全职临床试验研究护士，很多参加项目的研究护士都是在承担正常的科室临床工作之余，兼顾临床试验项目，现在越来越多的是外部派驻的 CRC（外派 CRC 的问题另有篇幅讨论）。

③ 存在问题：容易造成临床试验相关工作滞后，受试者依从性差，没有完全按照方案规定进行试验，医学处置工作存在越界等不规范的问题。

④ 建议和处理方法：专业科室尤其是项目具体负责人应加强对临床试验项目的管理，设置 GCP 秘书或助理研究者协助负责科室项目管理，及时向 PI 及机构汇报情况。培养和设置专职的研究护士 /CRC 辅助研究医生的工作。

## 三、关于临床试验培训、SOP 及质控

① 临床试验操作过程欠规范，不少 SOP 可操作性不强。

② 建议和处理方法：要求在机构的管理和协调下进行试验前方案和相关 SOP 培训，所有参与临床试验人员均参加培训，增强研究者对方案及本专业 SOP 的认识。一项好的临床试验中，SOP 是保障之一，需及时修订 SOP，增强其可操作性，并严格执行。

③ 质控问题：建议增加设置机构质控员和辅以第三方稽查，加强对在研项目的质控与稽查，及时发现问题并进行规范改正。从实际出发，不再要求三级质控，科室和课题组的两级质控大多是流于形式的，起不到真正的作用。在质量问题上尤其需要落实加强的是过程管理的理念，切忌到研究结束才开始关注质量，为时晚矣。

## 四、临床试验药物管理

1. 机构药物管理问题

因临床试验在各家医院得到的重视程度不同，场所设施及资源投入的局限性，目前不少机构还存在药物管理和发放由研究医生一手包办的情况，有的虽配备护士协助管理，但由于护士身兼数职，无法很好地执行，导致药物管理与

发放混乱。建议专业和项目多的机构应设置 GCP 中心药房，配备专职药师负责发药及管理药物。专业少的机构也应设置固定区域与人员。

2. 专业科室药物管理存在的问题

① 目前大多为研究护士负责对专业科室的药物进行管理，很多研究护士都不是专职的，正常的临床工作繁重，没有足够时间顾及临床试验项目，容易造成临床试验药品温度、湿度超标，药品发放、回收记录漏登记的情况。

② 试验药物的接受、发放、回收、退还和销毁记录始终存在信息记录不全、数量不准等情况。

建议和处理方法：在专业科室中应加强药品管理，设定相对固定专职的研究护士。加强培训，强化药物管理规定和意识，同时，应赋予机构药师职责以加强对在研项目的稽查，及时发现问题并进行规范改正。

# 当前国内临床试验中一些技术难点、疑点和建议（二）

从 2003 版 GCP 到 2020 版 GCP，临床试验在中国已经走过了近 20 年，这是中国医药产业蓬勃发展且日新月异的近 20 年。走到 2020 年看今天的医药产业发展，尤其是医药研发的现状，临床试验已经成为行业发展的关键环节及热点话题，但不少新情况和新问题的出现，即便是 2020 版 GCP 也仍然无法直接找到规定或答案。同时，随着临床试验的蓬勃发展，CRO、SMO、检测服务等国内外第三方服务公司也迅速崛起，第三方参与到临床试验的多个方面，接触面越来越广，涉入度越来越深，从招募、实验室检查、CRC 到数据统计等，凡是可以不放在医院做的都可以外包剥离走。针对当前出现的一些新情况和新问题，作为 GCP 机构要思考如何采取相应的举措来规范操作、规避风险？前文已有一些阐述。本文针对容易被忽略的两个方面，就实际运行管理中的一些困惑、难点和疑点再进行讨论。

## 一、关于数据管理与统计分析

① 当前数据管理与统计工作大多由高校卫生统计教研室或 CRO 公司的统计部门承担。作为临床试验过程最后一个重要环节并未纳入 GCP 管理，甚至部分人员未参加过 GCP 培训，他们的工作流程及 SOP 有哪些？工作记录和签字谁来核查？这是一个模糊地带。

② 机构被动接受基本已设计好的方案，甚至是组长单位已通过伦理，再过本机构伦理审查后实施。完成试验后，仅出一个分中心小结，CRF/EDC 等研究资料都被收走。待数据录入和统计工作完成后，接到统计报告和总结报告，有些申办者 /CRO 会组织研究者召开总结会，会有盲态分析审核和揭盲，并讨论总结报告；有些并未经过这样的程序，直接拿来研究者审核后就要求签

字盖章。

③ 机构没有备份数据库,数据库与 CRF/EDC 和病历间是否保持三者一致,如何确认,谁来确认。

④ 建议与解决办法:

a. 数据管理工作最好与统计分析工作分开,可由不同的单位或部门实施。数据管理最好应由组长单位机构的数据管理部门负责完成,至少应在组长单位的协调、参与和监督下由第三方完成。

b. 各 GCP 机构均要保存数据库,至少组长单位要保存,并要求进行抽查、核对。

## 二、关于医学伦理委员会

① 由于各伦理委员会间的操作规程不同,审查标准不同,水平参差不齐,一个中心 IRB/EC 批准同意的方案或知情同意书,可能在其他中心的 IRB/EC 遭到否决,或如认为有必要修改,在可操作层面上将面临挑战。

短期解决方法有的可通过修改知情同意书,有些问题属方案实施上的不同意见,则必须修改方案,否则只能选择退出。提倡研究者尽可能参与方案设计,保证在各分中心的可行性。另外,也可以积极探索伦理间的互认或区域中心伦理审查模式,提升临床试验的运营执行效率。

② 诊断试剂盒临床验证:涉及二次标本利用,医院没有统一血样标本库,而医院检验科室不直接接触患者本人,故无法获取患者知情同意,但国家局送审资料需经过伦理委员会审查同意免除知情同意书。

目前解决方法:不能完全豁免伦理审查,一般应通过会议审查方式获得伦理批件,可依据 2020 版 GCP 的原则同意免除知情同意书。另外,从伦理角度来讲,患者知情同意是有必要的,故伦理只能从患者的风险等级的角度进行审查,建议机构建立广泛性知情同意体系,并要求研究结果去掉任何患者标识符,只用来做对比。

# 如何开好临床试验中心启动会

临床试验在各中心开展入组前，都需要召开启动会，目的是让所有参与临床试验的人员熟悉试验方案及具体操作流程，同时加强 GCP 培训和学习，并进行相关研究工作的授权，保证临床试验的规范、公正、顺利进行。因此，临床试验中心启动会是试验顺利进行的关键第一步。然而，如此重要的中心启动会却往往被忽视。笔者想通过对以下几点关键要素的探讨，引起大家对如何开好一个临床试验启动会的思考。

## 一、启动会的场所和时间

申办方为了能尽快启动该中心的项目，时间和地点一般由科室来决定，CRA 来协调。开会的场所应该安排在能容纳 20 人左右的会议室或示教室，并具备多媒体功能。开会的时间则应充分保证和合理安排，让参会者能深入了解试验的具体操作规程，积极提问，充分讨论。但是，对启动会不够重视的科室为了省事儿，有的在医生值班室，用笔记本电脑走个形式，也有 PI 利用早交班的半小时甚至更少的时间，把大家聚在一起听监查员讲一下 PPT 就算了，甚至经常遇到研究者说只有 15 分钟的情况。开会地点环境不适合、开会时间过短都让参与人员不重视该项目的开展，无法做到对研究产品的了解，对研究方案的理解，更谈不上对研究操作执行关键点的掌握，结果就是在试验开展过程中经常犯下规范性错误。

## 二、参会人员的设置

临床试验的启动会一般要求以下人员参加：申办方或 CRO 公司（项目经理和监查员）、临床科室人员（包括主要研究者及所有参与本项目的研究医生、研究护士、药品管理员等)、药物临床试验机构办公室相关人员(质控员、GCP 中心药房药师等)及相关辅检科室人员(包括检验科、放射科、B 超室等)。研究医生和研究护士在启动会上的发言有着关键作用,他们能把将来在试验过程中可能出现的问题提出来,大家共同协商解决。然而,他们的临床工作繁重,不时会缺席启动会,有的在中途便离场。PI 在启动会上对大家的动员和指导也是很重要的,但 PI 也不是每次都能参与。申办方往往受限于时间,也会把一些方案关键问题在会后与某位研究者单独培训,如就药品管理事宜单独与药品管理员沟通,研究者却连试验药物的包装、规格都不了解。

药物临床试验机构办公室人员作为申办方和研究者的联系桥梁,却是常常被忽略的参会人员。其实,机构办人员在启动会上能做好协调组织工作,为申办方和研究者现场提出的问题进行解答,明确本中心临床试验的相关要求和规定,同时做好会议记录,方便日后工作上的沟通。机构办人员的缺席往往使一些不该犯的错误频频出现。例如:首次参加临床试验的研究者可能不了解中心发药流程,未按要求开具临床试验处方,结果影响受试者服药;质控或稽查时常发现的问题没能在启动会上强调,结果日后开展中问题频现。

## 三、启动会的内容

在启动会上,项目负责人或监查员应重点讲解该临床试验的研究路线和要点,并强调易出错、易忽视之处及注意事项,包括试验方案、知情同意书的签署、研究病历和 CRF 的填写及各种表格的填写要求等。研究者及相关人员应当在认真听取讲解的同时提出对方案或操作不清楚的地方,对日后试验开展中可能会出现的难题须现场提出,大家共同探讨。机构办人员应该在会上强调GCP 重要的原则、机构有关规定及注意事项,明确各人员职责。然而,在启动会上,多数是监查员在上面讲,参会人员无动于衷,甚至有 PI 或研究者要求发言者将某些重点问题略过,结果在试验开展后,由于研究者不熟悉方案,受试者入组困难甚至违反方案入组,直接影响试验质量。

　　当然，启动会的资料也是参会人员了解试验内容的重要文件，应充分准备，会后妥善保存，以便日后查阅。

　　开好一个启动会，是做好一项临床试验的关键开始，应该被重视并且规范实施。

# PI，请像对待病历一样对待临床试验记录

在开展诊疗的过程中，无论您是患者、医生或研究生等，只要您在门诊接触医生，您就会发现，无论多忙，无论边上坐着几个研究生，医生都会亲自写门诊病历，哪怕潦草一点；您去住院部，也会发现，主诊医师都会认真地审核下级医师或者研究生书写的住院病历，并在需修改处进行修改，然后才会郑重地签名。

为什么呢？因为病历是法律文书，任何一个纠纷或者官司都会拿出病历来，一旦发现任何漏洞或者问题，纠纷或官司必输无疑，接下来就要承担责任。

由此，我想到了作为主要研究者所承担的临床试验记录，笔者在日常质控和 GCP 检查过程中往往感觉到一些主要研究者对临床试验的原始记录并没有引起足够的重视。经总结，除去真实性的问题，主要还有以下几个特征。

① 研究病历或者门诊病历由研究生代填写，甚至由 CRA 或者 CRC 代填写，然后其他研究者在签字处签字。甚至在检查中发现一份研究病历中会出现两个以上的笔迹，由于填写者不签字，无从知晓这些在研究病历中耕耘的幕后英雄都是谁，也为临床试验增加了风险隐患。

② 对于病历中的修改，特别是重要数据的修改处或者实验室异常值的判定处，不签名签日期或者由填写者代签医师的英文缩写和日期，研究者在签字处签字了事，根本没有足够的证据证明研究者对数据的修改和判定是否真正地核对过。对于重要数据的修改，容易让人对真实性产生怀疑，所以如果确需修改必须有足够的证据，并且在修改处由研究者做出详细解释，对于判定为无临床意义的实验室异常值，笔者建议研究者还是复核一下为好。但如果研究病历中非常干净，什么都不标注，事后再被检查或者稽查，往往连签字的研究者都无法解释到底当时为什么这样做。

③ 研究病历或者门诊病历中通篇没有任何 PI 审核该病历的记录。PI 是试验在医院中的第一质量责任人，但是 PI 往往由于忙，或者由于挂名的原因，使得 PI 签字审核仅仅成为一个程序性的动作。

④ 对于住院患者参与临床试验，患者的住院病历的病程记录中不详细记录患者参与试验的情况，医嘱中找不到用药记录和化验检查记录，整个试验记录在住院病历中像人间蒸发了一样。在 2020 版 GCP 中已经明确规定"病史记录中应当记录受试者知情同意的具体时间和人员"，需要所有研究者予以重视。

⑤ 热敏纸化验单不复印留存，检验科的化验单研究者不签字，不判定临床意义，床旁心电图无诊断医师（心血管医师或者心电图室的医师）的诊断与签字。

笔者最近发现一份 PI 负责的试验记录，所以才有了写这篇短文的冲动。该 PI 对入选试验的门诊受试者的研究病历和 CRF 进行了核对，在每一页研究者签名处又签上了名字和日期，更可贵的是，上面的每一处修改和异常值判定等也认真核对并签了字，更更可贵的是，其他研究者填写的错误或者漏填的数据，他也在核对时发现了，并自己做了修改和签字，更更更可贵的是，他连筛选表、药物相关的记录表、AE 的记录与描述等其他记录竟也审核并签了字。这样每一页会出现研究者和主要研究者的签字和日期，画面有点乱，但看着竟如此舒服，像欣赏一个艺术品一样，让人振奋和赏心悦目。

临床试验顺利、保证质量地开展需要一个团队，这个团队最重要的人便是 PI，上述提到的看似属于规范性的问题，NMPA 也加大了监管力度，一些规范性的问题也变成了被整改的标准，同时，一旦发生纠纷，这些都是一些让人攻击的隐患。试验的高质量不是质控出来的，而是做出来的，唯有真正懂得开展临床试验的意义，认真负责，每时每刻居安思危，像对待法律文书、对待门诊病历和住院病历那样对待试验记录，方可做出高质量的临床试验来。

期待能看到更多这样的 PI，中国的临床试验需要更多这样的 PI！

# 如何处理研究中的违背事件

在 2014 AAHRPP 年会上，来自得克萨斯州大学奥斯汀分校的 Lori Roalson 博士分享了如何处理违背事件和风险突发事件。

## 一、违背事件的处理

首先，Lori Roalson 博士介绍了什么是违背事件。违背事件的基本概念是指严重的、持续的或严重且持续的未能遵循法律、法规、组织政策和程序，或 IRB/EC 的要求或规定的事件。严重性通常会影响受试者的权利和福利；持续性，即属于反复出现的违背事件，可能不间断地持续发生。违背事件发生以后，要求研究者及时报告。通常要求机构必须具备确保研究者及时向 IRB/EC 报告，以及向机构人员和机构负责人汇报的书面程序，并根据 IRB/EC 的政策、要求或决定，汇报任何涉及受试者或其他人风险的严重或持续违背事件的流程和方式。机构根据 HRPP 的要求，遵循违背事件的发现与确定的制度和 SOP。

研究者需要向 IRB/EC 汇报信息包括：①根据研究确定研究的信息；②发现事件的日期；③描述发生的事件；④以前是否发生过此类事件。确定宣布违背事件后的结果是否要执行调查，从而确定事实发生的基本情况是严重和/或持续。

处理严重和/或持续违背事件的程序：① IRB 或 EC 审查该事件；②提供审查的信息包括事件的日期和汇报的日期、汇报的内容、前史、研究的结果。

可能采取的措施包括：①暂停或终止研究；②如果信息影响继续参与的意愿，需要通知现有的受试者；③向所有受试者提供新的信息；④对现有受试者进行重新知情同意；⑤修正方案或知情同意程序；⑥修改跟踪审查计划表；

⑦监管研究或知情同意流程；⑧在最后确定前需要额外补充的信息。

报告包括以下信息：①机构的名称；②确定研究相关的信息；③事件的描述；④IRB 或 EC 采取的措施；⑤采取该措施的理由；⑥继续研究或采取的计划，如适用。

报告的接收者有机构和 IRB 人员、政府机关和其他监管组织。另外，及时汇报的事件框架，必须在书面程序中详细说明。

## 二、受试者风险突发问题的处理

接下来，Lori Roalson 博士介绍了什么是受试者风险的突发问题，即任何事故、经历，或满足下列标准的结果：突发、（可能）与研究相关、增加伤害的风险。同样，研究者须及时向 IRB 或 EC 汇报及向机构报告。机构必须拥有确保研究者及时向 IRB/EC、相关机构人员和机构负责人汇报的书面程序，汇报任何涉及受试者或其他人风险的突发问题的流程与方式。

研究者必须及时向申请者汇报所有可能由药物导致的不良反应。如果出现不良反应，研究者应该立即汇报。同时，研究者必须及时向 IRB 汇报任何涉及受试者或其他人风险的突发问题。

研究者需要向 IRB 或 EC 汇报信息包括：①确定研究的信息；②详细描述事故；③关于确定事件为突发问题的依据的解释。要求研究者的汇报包括 3 个层面：①汇报事件的类型；②向 IRB 或 EC 汇报的时间框架；③在研究期间，研究完成，或受试者退出或完成时发生的事件。

不良事件和突发问题包括：①严重、突发、异常事件通常与药物暴露有关；②严重、突发异常事件，研究群体中出现异常；③表明多种异常严重事件的发生或发生频率和严重性增加的总分析；④其他安全发现。

通常处理汇报事件时，涉及以下相关制度和 SOP：①审查报告事件的人员；②确定该事件属于突发问题的人员；③决定采取措施的人员；④向 IRB 或 EC 分发的所有文件；⑤IRB 或 EC 可能采取的措施；⑥记录所有决定；⑦宣布所有决定；⑧汇报突发问题。

# 医疗器械试验过程中的一些问题及建议

由于医疗器械具有种类繁多、涉及范围广、试验周期短等特点，不同类型的医疗器械对于临床试验设计和要求有很大的不同，而国家对于医疗器械临床试验的规范和指导原则较少，准入相对宽松。当前医疗器械的临床试验与药物临床试验相比还较落后，存在一定的差距，本文就当前医疗器械试验中的一些常见问题进行讨论。

## 一、常见问题

① 很多申办者对于监查员缺乏相关培训，甚至很多直接派销售人员代行监查员职责，监查员的 GCP 意识淡薄，监查过程流于形式，导致试验中出现的很多疏漏在过程中得不到解决，最终影响试验的质量。

② 专业科室因器械试验资格要求相对简单，不少专业也不具备药物试验资质，因此存在一些尚未纳入机构的管理，如果碰上 GCP 意识薄弱的研究者，试验质量将受到很大的影响。

③ 很多试验在过程中方案的修改并未通知到机构，时常出现机构结题稽查时发现机构存档版本与试验最终版本不一致的情况，不仅增加了稽查者的核查负担，也违背了 GCP 的要求。

④ 经常出现试验启动未通知机构，导致在机构人员不知情的情况下试验已经结束的情况，给机构的监管带来了不少难度和风险。

## 二、具体建议

1. 国家层面

加强医疗器械临床试验的管理，严格准入，进一步落实器械领域的检查及核查，更大力度贯彻落实《器械临床试验质量管理规范》和《医疗器械临床试验机构条件和备案管理办法》，指导医疗器械临床试验的进行。

2. 机构层面

① 加强器械临床试验的培训，对临床试验项目频次较多的科室和研究者进行针对性培训。

② 在项目立项评估阶段将"参与试验的所有研究者必须经过 GCP 培训"作为承接项目的必备条件。

③ 规范流程。在试验接洽阶段强化试验流程告知；临床试验开始前的相关文件资料及时加盖印章，并由申办方取回（防止在试验结束时方案甚至协议等与报告一起处理的情况）；增加过程管理的相关规定和质控员，加强对项目的在研稽查，及时发现研究者试验过程中的疏漏，并督促研究者及时改正。

④ 对研究者实施临床试验质量考评制度，对于试验完成不规范的研究者给予一段时间内禁止参与临床试验的处罚等，以促使研究者对试验更有责任意识。

3. 申办方

① 加强监查员的 GCP 培训和队伍建设，建议申办方将试验的监查交由第三方进行，以保证监查的客观性。

② 加强与试验各方的沟通，试验过程中发现问题及时通知试验各方，以保证问题的及时解决。

# 中心化的实验室检查是否必要，是否一定有利于临床试验

当前，临床试验中的实验室检查越来越多被安排在中心实验室完成。这些实验室大多是 CRO、SMO 公司建立的或有合作关系的第三方实验室，但均是独立于医疗机构之外的。在以往的评论中一般认为，实验室检查中心化是减少各中心临检实验室之间偏差的利器，甚至是一种国际趋势。但没人能确切告诉我们，这种中心化是否一定有必要，是否中心化一定能减少这种偏差。如答案是肯定的，那么减少这种偏差的幅度能有多大，对临床结果判断的影响和意义有多大。另外，这些中心实验室是否有资质给临床发报告。对参与临床试验的各 GCP 机构来讲，这种中心化会带来哪些影响和潜在风险。

## 一、中心化的必要性

很多时候我们都是被告知，这样做好，那样做不好，但没人能确切地以事实证据来告诉我们，中心化实验室检查有多好，是否一定有必要。如有必要，那我们还在进行中的非中心化的实验数据怎么办？中心化检查的项目覆盖范围怎样才合理？以往我们已完成的试验中许多非中心化的实验数据结果靠得住吗？没有人提供相关依据给我们。从目前多种情况并存的现状来看，显然还不是一种必要的、必须强制执行的条件，中心化可能只是一种更优化的条件。

一般经验告诉我们，在同一台仪器上。同一品牌同批次试剂，同一个操作人员在同一时间完成的实验测定结果偏差会小些。但我们知道，任何检测值的实验测定结果偏差都是允许有一定范围的，通常大多数至少 ±10%。卫生部室间质评的标准对于所测值相对偏差也是有一个可接受范围的，如胆固醇为靶值的 ±10%，而低密度、高密度脂蛋白胆固醇为靶值的 ±30%。在国内，几

乎所有医院的大多数检验项目都获得了卫生部室间质评合格证书。因此，临床试验中各中心分别检测的结果都应视为可以接受的。如果中心化的实验测定结果相对偏差能减少到 ±5%，也就是在合格范围内更优化，但两种模式对临床结果判断没有影响，都视为一致。另外，许多优秀的医院临检结果也能达到较小的偏差幅度。如考虑外送检品在长途运输过程中的保存条件和检测时间比在当地检测会推迟十几个小时以上的影响因素，又会对结果有多少偏离影响，我们不知道，最终实际到底能优化多少，我们不得而知。

## 二、中心化的影响和潜在风险

从目前掌握的国内情况来看，这些中心实验室大多没有获得当地卫生健康主管部门临床检验资质，甚至也没参加过室间质评并获得合格证书。有些实验室拿出一些国外的实验室认证证书，还有的展示了实验室精良的设备和条件。我们固然可以相信他们的能力和水平，但我们想要明确的是，在目前国内的法律与法规框架下，这些中心实验室到底是否有资质给临床发报告？研究者能否根据中心实验室报告的结果进行诊断和治疗？出现纠纷或事故时，是否会因缺少本院实验室的检查结果而根据一个院外不具临检资质的实验室结果实施诊疗被判不合规？联想到目前国内不同地区医院间的结果尚不能互认，中心实验室的结果肯定会被质疑，这对机构和研究者来说是有风险的。另外一个问题，中心化后实验检查所涉经费将不会拨给医院，对医院来说是有损失的，不管是看病还是参加试验，检查费始终是医院一笔不可或缺的收入。

鉴于目前业内缺乏针对上述情况明确的法规和指南，因此建议，对于血样检品，如果使用中心实验室，也应该限于关键性的诊疗指标，且这些指标是否平行在本院检验实验室做一份，以保证本院研究者行医的规范性和合法性，如诊断高脂血症的胆固醇和甘油三酯值，诊断糖尿病的血糖和糖化血红蛋白值等。影像检查因无法外送被留在当地，通过电子图像外送完成阅片的方式来减少偏差可以接受，病理检查同样应在当地做，标本足够时可以平行外送，也可以借出读片。另外，外送境外实验室必须要遵照人遗办相关规定进行。

# 解惑漏记实验室检查结果异常

在临床研究监查的过程中，很多监查员对实验室结果异常与不良事件之间的关系感到迷惑。在实验室检查结果异常的情况下，会担心漏记相关的不良事件。将一些实验室结果异常当成不良事件进行记录后，又担心该异常不应该作为不良事件予以记录。

一般情况下，监查员都认为那些被研究者判断为有临床意义的实验室检查异常应该是不良事件，反之就不是不良事件。但是，在实际工作中，有时会出现比较复杂的情况。现在就下面的一个例子展开讨论。

## 一、常见问题 1：目标适应证导致的异常

【提问】

有些实验室检查异常是由临床研究的目标适应证导致的。例如，在一项治疗贫血的临床研究中，在筛选阶段，红细胞计数和血红蛋白定量肯定是低于正常值范围的，研究者判断为"有临床意义"，这种情况是否应该记录为不良事件呢？

有的监查员认为"该记录"，因为只要有临床意义，就应该是不良事件；有的监查员认为"不应该记录"，因为受试者本来就是贫血，再报一个贫血的不良事件，似乎没有道理。还有的监查员认为研究者不应该将此检查结果判断为"有临床意义"，他们要求研究者将其判断改为"无临床意义"。他们认为有临床意义的实验室检查异常就得记录为不良事件，而研究者判断为"有临床意义"，却不记录不良事件，担心在以后药监局的视察中可能是个问题。

**【答疑】**

对于一项实验室检查是否有临床意义，往往不同的研究者有不同的标准。但是，只要伴随有症状或体征，或需要进行医疗干预，那么肯定是有临床意义的。

以贫血为例，如果受试者血色素偏低，但没有相应的症状或体征，研究者可能会判断为"无临床意义"。但是，如果有相应的神经系统症状，如头疼、眩晕、萎靡、晕厥等，或皮肤黏膜的表现（如苍白），研究者就会判断为"有临床意义"。

由于贫血是该研究的适应证，研究者不同意再记录为不良事件，这是对的。而监查员要求研究者将伴有临床表现的血红蛋白降低判断为"无临床意义"，是不对的。一般惯例是，如果某项指标是研究的关键疗效指标，那么这个指标的异常就有临床意义，不会按照不良事件进行管理。

此外，监查员担心有临床意义的实验室检查没有记录为不良事件，会产生"漏记"的问题，担心药监局的检查人员将此作为一个临床研究的质量问题。这种担心其实没有必要。记录不良事件的目的不是记录本身，而是防止任何与安全性相关的信息的遗漏。筛选期贫血的症状与体征已经被研究者记录在病史之中，没有必要重复报告，药监局的检查人员是会理解的。

那么，如果在临床研究中出现贫血加重，是否应该记录为不良事件呢？这种情况需要看方案的规定。一般而言，方案会规定这种情况不用记录为不良事件，因为是疾病自身的加重导致的。受试者疾病加重的信息会被收集到数据库中，受试者一般会因为治疗无效而退出临床研究。

## 二、常见问题 2：研究者判断不稳定

**【提问】**

有些监查员反映，一些研究者对实验室检查异常的判断太不稳定。例如，同样的实验室检查异常值，有的访视被判断为"无临床意义"，有的访视被判断为"有临床意义"。当判断为"有临床意义"时，这个实验室检查的异常就

作为不良事件进行了记录；而当判断为"无临床意义"时，这个实验室检查异常就没有作为不良事件记录。那么，这是否会出现漏记不良事件的问题呢？

【答疑】

要解决这个问题，可以对研究者的判断提出质疑，让研究者进行修正。同时，也不用担心漏记的问题。因为这个实验室检查异常无论是否作为不良事件，都已经录入临床研究的数据库中，这个信息是不会被遗漏的。

如果该实验室检查异常伴有症状或体征，这些症状或体征会作为不良事件进行记录。反之，如果一项实验室检查异常没有伴随任何症状或体征，未作为不良事件记录，一般也没有问题。

但是，一些方案可能会对某种实验室检查结果特别关注。这些实验室检查结果的异常不一定会有伴随的症状或体征，但对疾病的预后或受试者的安全性有非常重要的作用。在这种情况下，研究者也会做出"有临床意义"的判断，同时记录为不良事件。

## 三、小结

不良事件不一定是与研究用药有关的事件，不良事件的发生率与研究用药品的安全性没有必然的联系。临床研究要求记录不良事件，而非不良反应（与研究用药有关），是为了防止遗漏与安全性有关的信息。

对于临床研究方案中要求进行的实验室检查，由于检查结果已经被收录到临床研究的数据库中，因此，对于那些异常的结果，不管是否记录为不良事件，这个信息都没有被遗漏。

# ICF Process（知情同意过程的记录）

GCP 的关键是受试者权益与安全的保护，所以与知情同意书相关的问题，都可能成为比较严重的问题。现在受试者没有签署知情同意书就参加临床研究的事件已经很罕见了，但围绕着知情同意书的问题还是不少，如知情同意过程的记录问题，在国内仍然是一个非常普遍的问题。也就是说，只是让受试者签署知情同意书是不够的，知情同意的过程也必须记录到原始病历里面。知情同意的过程在原始病历里面没有记录，在国内仍然是监查和稽查中最常发现的问题之一。

为什么知情同意的过程必须记录到受试者的原始病历上？这是 GCP 的哪一条规定的呢？

事实上，不管是中国的 GCP（《药物临床试验质量管理规范》）、ICH E6（ICH GCP），还是美国的法规 21CFR50（受试者权益的保护），都没有直接规定知情同意的过程必须记录到患者的原始病历上，在 2020 版 GCP 里明确的要求是"病史记录中应当记录受试者知情同意的具体时间和人员"。与这一点要求相关的文字只是在美国的法规 21CFR312.62 中，有关研究者对临床研究资料保管的要求中有提到。下面来看看美国的法规 21CFR312.62 中的具体规定。

21CFR312.62（b）Case History，病史记录：在受试者的病史记录中必须记录每位受试者在参与临床研究之前就已经获得了知情同意书。所以，我们可以理解为在患者的病历记录里面必须记录这个过程。但是，在该法规的同一条中也提到，已经签署的知情同意书也是病史记录的一个部分。既然可以从已经签署的知情同意书中看到签署的日期是在参加临床研究以前，那么是否必须在病史记录里面再记录一次呢？同时，这里也只是提到在受试者的病史记录里面要记录受试者参与临床研究之前已经获得了知情同意书，但也没有说知情同意的过程也必须记录在病史记录里面。

所以说，之所以形成了这样的行规或要求，是基于对 GCP 和法规的理解。为什么要有这样的要求，我们可以从有关法规和指导原则中找到答案。下面我们先看看 ICH GCP。

ICH GCP 的 4.8.10 规定了知情同意书必须有的 20 条内容，但这些内容并没有体现以下获得知情同意的过程。例如：

4.8.3　研究者不得强迫受试者参加临床研究。

4.8.7　在获得知情同意之前，必须给予受试者或其监护人足够的时间去理解该研究的细节，询问有关问题，从而决定自己是否真的愿意参加这个研究。受试者或其监护人对他们提出的所有问题都应得到满意的答复。

4.8.11　在参与临床研究以前，受试者也应该获得一份已经签署的知情同意书。

由于以上几点都属于 GCP 的要求，而这几点并不一定会体现在知情同意书的正文之中，所以知情同意的过程就必须记录到患者的原始病历里面，否则就不能体现在同患者谈知情同意书的时候做到了上述几点。虽然一些设计良好的知情同意书里面也涵盖了上述几点内容，但还是将知情同意的过程记录到原始病历里面比较好。

我们再来看看 21CFR50 里面对知情同意书的要求。

21CFR50.20 部分是对知情同意书的一般要求，里面也提到必须给受试者或其监护人足够的机会来考虑是否参加临床研究，让强迫患者参加研究或不适当地诱导患者参加临床研究的可能性降到最小。

21CFR50.27 部分是关于知情同意的记录的，里面也提到：①必须给受试者提供一份已经签署的知情同意书的副本；②在受试者签署知情同意书之前，必须给受试者充分的机会来阅读知情同意书。

所以，从对这个法规的理解来看，法规也强调了知情同意的过程。

我们再来看看中国的 2020 版 GCP 的第二十三条，也提到在签署知情同意书之前，研究者或者指定研究人员应当给予受试者或者其监护人充分的时间和机会了解临床试验的详细情况，并详尽回答受试者或者其监护人提出的与临床试验相关的问题。这些也与 ICH GCP 及美国的法规相似。

总之，对知情同意过程记录的要求，最初可能来自某国际性的专业临床研究公司稽查部门的稽查发现，也可能来自官方视察的发现，具体的来源已经很难考证了。但不管怎样，这一点已经逐渐变成了行规，也列入很多公司的标准操作程序及监查报告模板之中。如果知情同意的过程没有记录，将会在稽查中成为一个问题。

那么，怎样才是一个合格的知情同意过程的记录呢？在这一点上，没有统一的标准。在一般情况下，至少要记录在什么时间、什么地点，由哪位研究者向哪位受试者或其监护人进行了告知；受试者或其监护人有足够充分的时间来考虑是否参加临床研究；知情同意的过程中给予了患者足够的机会来阅读知情同意书，并询问与临床研究有关的问题，且研究者针对问题给予了解答；在签署知情同意书以后，给了患者一个副本；等等。

# 研究者风险的规避

同受试者一样，在临床研究过程中，研究者也会面对各种风险。例如，美国的研究者可能会被列入黑名单，甚至一些研究者会面临法律诉讼。中国的药监局公告中，也明确了研究者的一些责任。主要研究者（PI）不是一个官职，而是一个责任人，也就是说，一旦临床研究出了问题，是 PI 负责。

不同国家的研究者都有各自不同的特点，但有一点是相同的，那就是大家都很忙。实际上，由临床研究协调员准备好厚厚的一叠文件，事先在需要研究者签字的地方贴好标签，研究者稍加浏览就一口气几十份文件一路签下来，这种方法就是从国外传到中国的。

研究者所面临的潜在风险，绝大多数都来自一个"忙"字，也就是所谓的忙中出错。使用专业的临床研究协调员可以大幅降低研究者因为太忙而导致的风险，但根据临床研究质量风险管理的原则，风险是无法消灭的。如何权衡、规避这些风险，是一个值得注意的问题。

下面就临床研究过程中遇到的几个具体问题，举例说明研究者如何规避风险。

例如，方案违背的问题。方案违背是无法避免的。一旦出现了方案违背的情况，研究者需要做的是对方案违背及时进行报告，对方案违背的原因进行说明，在原始文件上进行充分描述，同时根据方案违背的情况，决定是否报告给伦理委员会。但是，有一些研究者遇到方案违背的情况却想隐瞒不报。或者遇到一些模棱两可的情况，可以算方案违背，但不按照方案违背也似乎解释得过去，所以，就不想报方案违背。因为研究者或一些药理机构认为，方案违背太多意味着临床研究没有做好。

过多的方案违背当然会引起质量上的担忧，但多少数量意味着质量差到不能被接受，并没有一个客观的标准。然而，漏报一个方案违背就可能被当成一个很严重的事件，会直接导致药监部门对研究质量的怀疑。所以，国外一些有经验的研究者只要有方案违背，都尽量报告给伦理委员会，这样，在接受了一定程度的风险的同时，规避了最大的风险。在收到过多方案违背报告的情况下，一些伦理委员会制定了内部标准，对于不严重的方案违背不接受研究者的报告。

又如，由于研究者太忙，没有当天记录原始病历，原始病历的数据是凭记忆后来补的。在补写原始病历以后，back-dated 签署日期，也就是今天签今天以前的日期。通常这样的行为会被认为是作假。将日期签到前面，可以避免许多的解释。如果将日期签在当天实际记录的日期，原始记录就显得不完美，不符合 ICH GCP 要求的及时记录原始数据的原则，但是，为了完美的数据而有了作假的嫌疑是得不偿失的。所以，有经验的研究者宁可选择原始记录的不完美，也不要冒作假的风险，因为作假是不可接受的错误。

在临床研究行业，大家受到的培训就是"没有记录就等于没有发生"，这强调了记录的重要性。同时，临床研究行业也特别重视 Audit Trail，中文叫稽查轨迹，也就是已经发生的记录不可以被删除。例如，有个中心就发生过这样一件事情，有一位监查员在接手一个项目以后，看到以前的药品登记表填写得太乱，纸张也破旧了，就重新抄写了一份整整齐齐的，并且将旧的扔掉了，这就犯了销毁原始文件的错误。有的研究者看到监查员发过来的跟进函，里面描述的问题不符合事实，或者觉得列举的问题太多，担心会影响项目质量，就要求监查员重写跟进函。实际上这完全没有必要。跟进函列举了发现的问题，正说明了临床研究具有良好的质量控制，改正了就可以。但是，如果让监查员重写跟进函，小问题就可能变成大问题。销毁原来的跟进函，也是在销毁原始的记录，这会导致对真实性的怀疑，那就是大问题了。

总之，作为研究者，一定不要在真实性的问题上犯错误。不管发生了什么事情，如实记录，及时报告，是减低研究者风险的最好的办法。实际上，一旦出现了某种问题，研究者报告给了多少部门，就有多少部门与研究者一起承担风险。

# 当前临床研究的 3 个难点

临床研究行业在中国经历了近 30 年的发展，在不同的时期遇到的难点也不同。随着药监部门不断地深化改革、与国际接轨，很多难点已经得到了解决。目前，临床研究行业面临的难点主要有 3 个：启动、入组、写病历。

第一个难点是临床研究的启动。国内企业或 CRO 较外资企业或外资 CRO 往往具备一定优势，产生这种优势的原因主要有以下几个方面。

国内企业或者 CRO 不需要经过遗传办。遗传办的审批时间是 5+5+20 个工作日。虽然一共只有 30 个工作日，但实际上从递交到获得批件，在一切顺利的情况下，往往需要两个半月的时间。而遗传办的难点在于要求不清晰，对临床研究中遇到的各种问题，审批单位既往没有经验。所以，答疑的大厅可谓门庭若市。既往的通过率是 70% 多，也就是有约 30% 的项目需要重新递交申请。曾经有企业被拒多次，而且每次拒绝的原因都不一样。

外资企业和 CRO 公司启动慢的另一个原因是合同。外资企业和 CRO 的合同是英文的，需要翻译为中文，而且需要申办方和 CRO 的法务部门审核。大多数的合同翻译存在问题。合同往往是请专业的翻译公司来翻译，但专业的翻译公司只能进行直译，不能在理解的基础上进行意译。合同中的很多英文单词是没有真正对应的中文的，直译的结果是翻译后形成的中文文件晦涩难懂，这本身就影响了沟通的效率。而负责合同审核的法务部门又不懂临床研究，不懂 GCP，造成申办方与研究中心之间因为一些并不关键的条款发生拉锯，反反复复争论不休。

内资公司的人员在工作职责和任务方面比较灵活，而外资企业由于专业化程度较高，对员工的职责规定得比较固定。例如，在启动阶段，监查员与研究机构和研究者的面对面沟通是非常关键的。但外资企业的监查员是按照国际的 SOP 进行操作，是不可以进行面对面沟通的，同时，他们的工作也受到工时表的限制，不能做工时表以外的事情。国外的研究机构和研究者都比较成熟，通过远程的沟通往往可以解决所有的问题。但是中国的临床研究环境和文化不一样，监查员只靠打电话就把事情给办了，在研究者和机构看来，是对他们的不尊重。多年来，由于中国长期实施的机构资质认证机制，中国的研究者和机构已经成为全球最"强势"的研究者和机构，靠打电话解决问题是很困难的。有的国内公司设有专门的人员来沟通医院关系，在项目启动期间，哪家医院有问题就奔哪家医院，根本就不用去考虑工时表怎么填写。这种做法往往可以起到很好的效果。

不过，申办方对 CRO 的期望值往往也不一样。有时，一个内资 CRO 一个月启动了 20 家中心，被申办方骂得狗血淋头；而一个外资公司 3 个月启动了 10 家中心，还可以到处讲成功故事。这与 CRO 公司项目经理的水平有关。在项目计划阶段，需要充分考虑启动过程中会遇到的问题，降低申办方的期望值，做出切实可行的计划。

第二难点是入组难。这是项目启动后最常遇到的问题。专业的招募公司是临床研究行业的下一个增长点，但是由招募公司进行的患者招募仍然是一个灰色地带，需要注意对受试者隐私权的保护和合规性。解决入组困难的方法仍然是选择更多的中心参加临床研究，同时避免选择那些承担临床研究过多的中心。同时，患者是否同意参加临床研究，与研究者对临床研究的态度有重要的关系。绝大多数的受试者参加临床研究是因为受到了研究者的影响。虽然研究者不能用强迫的语言，或者暗示疗效的语言，不恰当地诱导受试者参加临床研究，但是，受试者感受到研究者的期望，并愿意配合研究者，往往是受试者愿意参加临床研究的主要原因。所以，在受试者入组方面，研究者合作的态度非常重要。一些由研究者发起的研究在入组方面就顺利得多。所以，解决入组困难的根本方法还是选择合作的研究者，加强与研究者的关系。一些申办方愿意选级别高的医院，他们选择这些医院做临床研究，也是为以后的市场推广做铺垫。这个观念在 20 年前是对的，但是现在不应该想那么远了。能够把临床研究按时、顺利地做完，已经给公司节省巨大成本了，市场的推广可以靠四期的临床研究来做。

第三个难点是病历的记录。所谓临床研究的质量，归根结底，也就是病历记录的质量。病历记录能够做到完整、准确和及时，那么这个临床研究在质量上就不会有关键问题。如果医院不按照临床研究的要求进行记录，就会产生严重的质量问题。所以，在选择研究者的时候，一定要将研究者临床医疗的水平同临床研究的水平分开。即使一个研究者是全国知名的专家，但他身边没有得力的医生作为 Sub Investigator，没有人做记录，这样的研究者也是不能选的。

启动、入组、写病历，这是目前临床研究行业的三大难点。能将这三大难点解决好，这个项目就能够高质量、高效率地完成。

# SUSAR 的报告与盲态的维持

　　根据 2020 版 GCP 的第四十八条（一）："申办者收到任何来源的安全性相关信息后，均应当立即分析评估，包括严重性、与试验药物的相关性及是否为预期事件等。申办者应当将可疑且非预期严重不良反应快速报告给所有参加临床试验的研究者及临床试验机构、伦理委员会；申办者应当向药品监督管理部门和卫生健康主管部门报告可疑且非预期严重不良反应。"这就牵涉到一个问题：对于双盲的临床研究而言，这样做就意味着破盲了。因为与研究药物可疑相关的才是 SUSAR（可疑且非预期严重不良反应），一旦被报告为 SUSAR，就说明这个受试者使用的药品是临床研究药品，而非对照药或安慰剂。

　　ICH E2A III D 提到，单个的破盲实际上不会对临床研究的整体造成影响（Breaking the blind for a single patient usually has little or no significant implications for the conduct of the clinical investigation or on the analysis of the final clinical investigation data），但在 ICH E2A 的同一段落中也强调了要尽量维持盲态，尤其对研究者保持盲态的（It is recommended that the blind be broken only for that specific patient by the sponsor even if the investigator has not broken the blind. It is also recommended that, when possible and appropriate, the blind be maintained for those persons, such as biometrics personnel, responsible for analysis and interpretation of results at the study's conclusion）。但是，ICH E2A 并没有给出具体维持盲态的方法。我们担心的是，在监管越来越严格的情况下，SUSAR 的报告可能会越来越多。从临床研究的保守性特点来看，多报总是无过的，少报就可能是一个与受试者安全性相关的严重事件。首先，由于各种原因导致的住院时间延长，都符合严重不良事件的定义。对于一个住院时间稍微延长的患者，就会被作为 SAE 报告。如果研究者不能排除不良事件与研究药物的相关

性，判断为"可能相关"，就会被认为是"相关"。而对于是否为"非预期"的
不良事件，一般申办方会参照研究者手册中描述的情况。如果是研究者手册中
没有列举的不良事件，只要这个不良事件与研究者手册中的描述不完全一致，
都会被认为是"非预期"的。这样一来，SUSAR 就可能会很多，这就不是对单
个病例的揭盲了。毋庸置疑，过多的揭盲势必会影响临床研究结果的可靠性。

2020 年 6 月底，"中国临床研究能力提升与受试者保护"高峰论坛
（CCHRPP）组委会联合中国外商投资企业协会药品研制和开发行业委员
会（RDPAC）召集行业专家成立工作组，参照 ICH-GCP-E6（R2）、2020 版
GCP、 ICH E2B（R3）《安全性消息处理和个例安全性报告技术规范》、《药物
临床试验期间安全性数据快速报告标准和程序》等文件，形成《临床试验安全
性报告工作指引（试行版）》，供业内同道参考。该工作指引的第一章"总体
考虑"中提到："申办者应有效传递有意义的安全性信息，在保证信息盲态的
基础上，尽可能向研究者及其所在临床试验机构、伦理委员会提供全面的研
究药物安全性信息。"4.9"盲态要求"中指出："对于设盲项目，申办者发送
SUSAR 报告时，应该特别注意在整个递交过程中保持盲态；特殊情形下（如
紧急揭盲），可以根据双方约定通报相关方。"该工作指引实际上强调了维持盲
态的重要性。

我们回顾一下 SUSAR 报告的具体过程。对于一个双盲的随机对照的临床
研究而言，当申办方的药物警戒部门收到研究者发来的 SAE 报告，而且研究
者判断该 SAE 与研究药物可疑相关的时候，药物警戒部门会对是否为"非预期"
进行判断。如果认为是"非预期"的，就需要进行揭盲，看是不是由研究药物
引起的；如果不是由研究药物引起的，就不作为 SUSAR 报告给药监局和卫生
健康委。当然，申办方有义务告知对照药的 MAH 单位，并由对照药的 MAH
单位进行报告。同时，申办方也会按照 GCP 的要求，将 SUSAR 的报告递交给
所有参与临床研究的研究者和相关的伦理委员会。这样一来，那位最初报告
SAE 的研究者，当他收到同一受试者的 SUSAR 报告的时候，就知道这个受试
者是在研究药物这一组了。也就是说，对于这个研究者而言，这位受试者的信
息已经破盲了。

　　如何解决这个问题，业内人士也进行过许多讨论。有人认为，对于双盲的研究而言，可以在不揭盲的情况下，将 SUSAR 报告给药监局和卫生健康委。但药监局和卫生健康委不一定认可这种盲态的 SUSAR 报告，因为这种盲态的报告不符合 SUSAR 的定义。也有观点认为，申办方的药物警戒部门的人员是由盲态人员和非盲人员组成，非盲人员将揭盲后的信息报告给药监局和卫生健康委，而盲态人员将盲态下评估的 SUSAR 报告分发给所有参与该项目的研究者和伦理委员会。这样，研究者和伦理委员会可能会收到一些"错误的"SUSAR 报告，这些报告实际上是对照药或安慰剂组的。但是，从临床研究的保守性特点来看，多收到一些报告，会增加研究者对研究产品安全性的警觉，总是无害的。所以，这也许是一个解决问题的办法：将揭盲的信息报告给药监局和卫生健康委，而将盲态的信息报告给研究者和伦理委员会。

　　当然，如果出现了严重的安全性问题，研究者需要破盲的话，那还是要破盲的。为了保护受试者的安全，遵循临床研究的破盲程序，需要对个例患者进行破盲，来保证受试者的权益和安全性。

# 试验药物的中心管理模式实践

《药物临床试验质量管理规范》（GCP 2020）第二十一条"研究者和临床试验机构对申办者提供的试验用药品有管理责任"、第四十五条"试验用药品的供给和管理应当符合以下要求"，分别对试验药物"由谁负责提供、由谁使用、使用范围、使用过程、使用纪录和接受谁的检查等"内容进行了规定。提到了"研究者和临床试验机构应当指派有资格的药师或者其他人员管理试验用药品"，但对具体的管理模式并没有一个明确和硬性的规定和要求。目前，全国有近千家药物临床试验机构，各单位情况不尽相同，对试验药物的管理模式也有区别。笔者就本机构试验药物的中心管理模式分享如下。

## 1  试验药物由专业科室分散管理向中心管理模式转变

2010 年 10 月前，我院试验药物由各专业科室自行管理，受试者在科室领取试验药物。由于药物存放在科室，某些研究者只作口头医嘱，试验药物就发放给受试者，造成处方或医嘱等原始资料缺失严重，发放环节真实性的依据不足。另外，科室药物管理员常由研究护士担任，繁重的基础护理工作使护士很难及时、详细地记录药物发放和回收的情况，导致剩余回收药物及空包装清点数目有出入。还有，某些专业科室项目少或科室主任不够重视，基本的药物储存场地被挤占或设施不全，保存条件及相关记录无法得到很好的控制和完成。另外，对于我院机构专业数较多的情况，一方面，各专业分别管理试验药物的状况与质量参差不齐；另一方面，各专业分别配备相应的人员、场地、保存设施与条件等还存在资源浪费和增加机构监管难度等问题。基于上述原因，为保证试验药物的规范管理和安全使用，尝试在机构设立 GCP 中心药房，建立了临床试验药物的中心管理模式。

## 2 中心药房场地、人员、设备配置及制度、SOP 调整

在机构设置 GCP 中心药房，药房和仓库占地共约 80 平方米，配置了带锁药柜和冰箱，保证试验药物存放的条件、安全性和保密性。并按 GSP 要求设置安防措施，包括：为冰箱配置了 UPS 后备电源，尽可能防止断电或故障引发的超温；冷链监控系统的安装，使药物管理人员可实时了解药物存放环境的温湿度情况，遇到超温报警和短信提醒能够及时处理；配备防盗、防鼠、防虫、防霉等措施，让临床试验的药物管理更加科学、规范，系统采集的数据更加真实、可靠。GCP 中心药房还配备了一名专职药师和两名兼职药师，使试验药物管理真正做到专人专职、专室专柜。对原有的药物管理制度、SOP 进行调整和修订，规范、优化与统一了流程。

## 3 试验药物的处方开具与发放

基于专用的 GCP 信息化平台，在信息化平台相应的功能模块中可录入临床试验项目的详细信息，经授权的研究者可通过工作电脑登录临床试验信息化平台开具试验药物专用处方。处方信息中增加了项目名称、筛选编号、随机编号、随访时间等信息，以区别于临床普通处方。受试者或被委托人到 GCP 中心药房取药，由药师核对处方后发放试验药物，回收剩余药物和空包装。特殊用药如试验药物为紧急、抢救用药的，可由科室保管和发放。

## 4 试验药物管理的专项质控

指定一名机构质控员定期对试验药物管理进行全面质控。针对药物储存管理，除对信息系统进行核查外，还实时查看存放条件和温湿度记录等，以及如发生超温事件是否及时处理报告并得到反馈；针对药物发放回收情况，抽查项目登记情况和专用处方的规范性；针对药物有效期管理，实地查看有无过期失效药物及近效期药物有没有明显标识。

# 试验药物管理应注重哪些环节和要点

药物临床试验从设计到方案的实施，都是紧紧围绕试验药物而展开的，试验药物贯穿整个过程，做好试验药物链的管理是保障临床试验规范、顺利完成的根本。

## 1 试验药物的储存管理

按照要求的温湿度条件储存是保证药物质量最基本的条件。药物的储存环境涉及温度、湿度、光照等方面。常见药物的储存温度一般分为常温（0~30 ℃）、阴凉（不超过 20 ℃）和冷藏（2~8 ℃）3 个温区，也有比较特殊的药物要求储存温度为 20~25 ℃或 15~30 ℃。因此，一般将阴凉与冷藏的药物储存在 2~8 ℃的冰箱，其余药物储存在室温环境的药柜，空调环境温度可控制在 20~25 ℃。相对湿度范围一般为 45%~75%。南方春天潮湿的天气和北方冬季暖气带来的干燥都不利于药物的储存，根据空间大小合理配置除湿机和加湿器能有效调节湿度范围。为了避免药物受日光直射，透明的窗户需要安装遮光窗帘。温湿度计与冰箱的定期检测校准也是试验药物储存管理的重要环节。如果试验药物采取集中管理模式，安装冷链监控系统，通过数据的实时采集、实时监控和实时通信，药物管理人员可实时了解药物存放环境的温湿度情况，遇到超温报警及时处理。

## 2 试验药物的安全管理

安全管理涉及药物的质量安全、存放安全、使用安全等。质量安全一是前文提到的按照环境温湿度要求存放，保障药物质量；二是定期检查药物的有效期，防止药物过期失效或变质。存放安全，即试验药物要求存放在专室或加锁专柜，由专人保管，以防丢失或被盗。使用安全，即保证试验药物只用于临床试验的受试者，其剂量与用法须遵照临床试验方案。研究者与药物管理员必须严格遵守 GCP 的相关法规，不得把试验药物转交给任何非临床试验参加者，亦不得将试验药物随意用作其他用途。

## 3　试验药物的发放与回收管理

药物临床试验中的试验药物除由药物管理员按照 GCP 专用处方发放给受试者外，还涉及空包装和剩余药物的回收及相关数据的登记。大多数试验药物都必须按照从小到大的药物编号发放，或按照中央随机号（IWRS/IVRS）发放。对于剩余药物和空包装的回收，研究者与药物管理员要不断地对受试者加强宣教，强调剩余药物回收的重要性。在实际工作中也碰到少数"有经验"的受试者故意留存药物不归还或少归还，碰到这种情况，研究者一句"影响数据的收集，可能要退出"也许是极有效的方法。及时、翔实地记录药物使用、丢失、剩余等数据，往往可以判断受试者是否违反方案及依从性如何。

## 4　试验药物信息登记管理

试验药物信息包括试验药物名称、编号、剂量、规格、包装、批号、有效期、温湿度条件、数量、用法、用量、疗程、适应证等内容，这些内容根据需要在各节点实施登记。这些节点包括药物入库、请领 / 出库、中心发药、科室发药、回收、退还、销毁等。例如，入库管理：当申办者提供的试验药物由药物管理员验收并接收后，药物管理员需进行上述信息的登记，填写入库数量以便进行存储管理及安全管理。又如，中心发药环节的信息登记：当受试者来取药时，药物管理员应登记上述信息后发放药物。

总之，加强并完善临床试验药物的管理，是每个药物管理人员的职责，也是抓好试验质量和评价质量的一条控制线。

# 药物临床试验过程中研究药物的管理特点

药物临床试验是新药研究开发过程中的一个重要环节，其研究结果的各项数据为新药审评和批准上市提供科学、准确、可靠的依据。试验用药物是指临床试验中用作试验或对照的药物、药品或安慰剂，包括试验药物及对照品（安慰剂或阳性对照药物）。试验药物（上市后研究除外）均未上市，仅用于入组该临床研究的受试者，不得挪作他用，不得在市场上销售，也不能将试验药物交给其他非临床试验者。由于试验药物安全性和疗效的不确定性，为了保障受试者的权益，加强试验用药物的管理至关重要。建立一套完备的药物管理体系，加强研究药物的全过程管理是保证临床试验数据真实可靠的基础。本文对目前临床试验药物的管理及各个环节的注意要点进行探讨。

## 1 临床研究药物管理模式

临床研究药物管理模式主要分为3类：专业组管理模式（目前已很少使用）、机构与专业组共同管理模式和临床研究中心药房管理模式。传统的药物管理采用专业保管、机构监管的模式，由专业组药物管理员负责药物的接收、储存、发放及回收等，机构办不定期到各专业进行检查。该种管理模式存在较多问题，如专业组温湿度记录不及时、未实行专人专柜专锁管理等，较易造成药物存放温湿度不达标，或非受试者有机会接触研究药物等，客观上无法保证受试者的用药安全。因此，试验药物的中心化管理将成为大势所趋。

## 2　研究药物的管理要点

### 2.1 药物管理员的授权与管理

　　由于中心药房的药物管理员参与临床试验药物的接收、发放及回收，因此，主要研究者（PI）需对即将参与该试验药物管理的所有药物管理员进行授权，药物管理员参加项目启动会，由申办方根据方案进行药物管理培训，确认工作流程、处方及表格等，必要时可对药物管理员进行单独的药物管理培训，使其熟练掌握药物的特点、保存条件及管理要求。建议项目组仍授权一名药物管理员负责与中心药房的联系与协调，对项目组领取但还未发放给受试者使用的药物进行保存、发放、回收等。

### 2.2　药物的接收

　　药物的接收实际上包括药物的验收和交接两个过程。在验收过程中需要注意：①药物管理员核对所接收药物的名称、剂型、剂量、规格、有效期、批号、数量、包装与标签、贮存条件、药物检验报告及试验用药物运货单等是否符合要求，是否与国家药品监督管理总局（NMPA）临床试验批件 / 临床试验通知书和试验方案规定相一致，有无破损；②该药物的生产方是申办方还是申办方委托其他单位生产，需详细查验生产方的资质、产品生产质量管理规范（GMP，如有）证书中审批的剂型是否与试验药物剂型一致；③对于没有 GMP 证书的初始生产的申办方，其是否提供足够的证据证明试验药物在达到 GMP 要求的车间里生产；④应仔细核对随药品附送的温湿度记录仪所记录的运送过程中的温湿度记录是否符合药物保管的要求，并导出或打印留存，如不符合要求应拒收，并及时与申办方联系处理事宜；⑤对于特殊保存条件的药物，在验收过程中应在满足其温湿度条件的场所进行验收，以保证温湿控不断链；⑥阳性对照药必须是已被批准上市使用的正式产品并且有产品合格报告。双盲双模拟试验研究药物的外形、气味、包装、标签和其他特征是否与安慰剂一致。药物在交接的过程中应注意：①需要与申办方一起验收和交接，如为快递，申办方需随药物提供已经签字的药物验收与交接单，药物管理员需同时保存交接单和快递单据；②药物的数量应以最小包装为计量单位，并同时规定在以后的保存、发放、使用、回收、销毁记录中保持相同的计量单位，以免无法核对药物的数量；③如为专业组管理药物，机构药物管理员需将验收合格的药物分批次转交给项目组的药物管理员，并做好交接记录。

## 2.3　药物的保存

药物的保存对临床研究中心药房有硬件要求：①配有专用药柜和药品冷藏箱，要求专柜专锁专人保管；②药物的贮存环境要求避光通风，防盗、防火、防潮、防鼠、防虫，配置加湿器和除湿机（或空调除湿）调节温湿度，且有双路电源控制等保护措施；③设置阴凉库和常温库，满足试验药物的储存温度要求；④中心药房需配备数字化温度监控系统（有计量部门的校准证书），管理人员通过手机短信报警监控，发现设施与条件达不到储藏要求的应及时报告和维护；⑤如为中心药房与专业组共同管理的模式，药物交接到专业组后，由专业组药物管理员进行记录，原则上记录每天的最高温度和最低温度，其目的是确认药物在存放过程中是否有超温情况的发生；⑥如果药物管理员确实因特殊原因无法记录温湿度，而且也无法委托授权其他药物管理员进行记录时，可先行委托临床协调员（CRC）、研究生或者其他医师代为记录温湿度并签字，之后药物管理员对温湿度记录进行检查并签字确认，切不可伪造温湿度记录；⑦配备数字化温湿度监控系统的中心药房需定期导出温湿度记录，并由药物管理员签字确认。如遇超温报警等，药物管理员需及时调整温控，采取补救措施，如更换备用冰箱、打开空调等，并将此次超温报警详细记录交机构办、申办方等确认研究药物是否可以继续用于临床试验。

## 2.4　药物的发放与使用

研究者负责药物的使用和处方（医嘱）的开具。药物发放时，药物管理员需注意：①核对受试者姓名、性别、年龄、药物编号、数量、剂型、规格、用法用量、研究者签字等。②药物发放数量以最小包装计算，研究者开具处方

（医嘱）后委托研究医师、研究护士、经授权的ＣＲＣ或受试者取药。③对于门诊受试者，研究者开具一次访视期的用量，可由受试者自行领药。如受试者不方便亲自取药，需由受试者指定的人员代领药，并签字注明关系。④药物管理员按照患者来的先后顺序，依照随机表依次发药，随机入组，避免任意选号。⑤药物领取后由受试者自行保管，药物管理员和研究者需向领药人解释药物的用法用量、贮存条件等。⑥研究者需在研究病历（或门诊病历）中记录受试者使用药物的情况，受试者需填写申办方提供的受试者用药日记卡（如有）。⑦对于住院受试者，研究者开具一天的试验药物用量，由研究医师、研究护士或ＣＲＣ取药。研究者需在住院病历的病程记录中详细记录受试者试验药物的使用情况，并在住院医嘱中开具试验用药物，执行医嘱的研究护士应在住院病历中记录执行情况。⑧根据目前的医疗常规，药物领取后存放在专业组药物储存设施中，并记录保存期间的温湿度。⑨研究者、研究护士、已授权的CRC领药后，需与受试者进行交接，确认药物的编号、数量等，由双方签字确认，做好交接记录。⑩在受试者每次随访时，研究者需在医院管理信息系统（HIS系统）中查询受试者本随访期是否在门诊就诊过或者是否住院，同时要仔细询问受试者是否到其他医院就诊或住院，详细记录就诊或住院的诊断［判定是否记录不良事件（AE）或严重不良事件（SAE）］、开具的药物（记录合并用药），并签字。

## 2.5 药物的回收与销毁

受试者下次来药房取药时，需将上一个访视期的剩余药品及空包装返还药房。药物管理员在回收药物时需注意：①仔细核对药物数量至最小包装，检查药物是否有缺失，如有药物缺失，药物管理员需详细记录药物遗失原因，并对受试者进行教育，嘱咐其妥善保存药物。②注意回收药物的包装，并详细记录药物回收及空包装回收信息。③保存完整的回收和销毁记录。试验结束后，药物管理员记录剩余药物的名称、规格和数量，注意回收药物的包装、性状及规格，按原定试验方案退回申办者，药物回收单上需由药物管理员及申办方共同签字确认。④机构不得自行对药物及空包装进行销毁，通常由申办方按照规定进行销毁,并将销毁证明返还给机构办存档。⑤对于注射剂没有用完的药液,药物管理员或执行医嘱的护士按照医院的医疗常规进行倾倒或其他处理,并保存好记录。对于细胞毒类药物、生物制剂、血液制品等的空包装,确实有环境污染隐患或会对人身造成损害的,空包装可以按照医院的医疗常规进行销毁,但需要申办方对剩余药物和空包装自行处置进行授权,药物管理员需要保存好与医疗垃圾回收人员的详细交接记录和申办方的授权记录。

## 2.6 资料的归档

试验结束后,药物管理员需仔细核对是否有完整的药物库存表、发放及回收记录表、温湿度记录、销毁记录、处方等,并将上述资料在试验结束后及时交机构办存档。

## 3 临床试验药物的质控检查与监查

对于药物保存、发放、使用、回收的质量控制,由机构办质量管理员在进行项目质量检查时进行监管。机构办质量管理员需不定期到中心药房和专业组进行质控,质控的重点包括:①药物的发放、使用、回收记录的填写是否及时,是否记录到最小包装,能否做到账物相符;②温湿度记录是否及时,如遇超温报警,是否上报;③药物保存是否做到专柜上锁,专人负责;④是否按试验方案进行发药,如是否破坏随机、药物用法用量是否与方案一致等;⑤所有药物是否均在有效期内;⑥关键数据有无异常修改;⑦是否回收药物和空包装;⑧特殊药物的使用是否符合国家的法律法规;⑨药物管理员是否从事超出该研究项目授权范围以外的工作。发现上述问题后,由机构办质量管理员出具质控反馈,药物管理员针对存在的问题进行整改,并将整改反馈报告上交机构,由机构办质量管理员再次进行检查,完成质量环(PDCA)循环,直至问题解决。

监查员到研究中心进行监查时,需到中心药房监查研究药物的管理情况,发现问题及时与药物管理员及研究者沟通,并在中心药房留存监查记录,待试验结束后归档。药物管理员需随时配合申办者的监查工作，接受监查员对研究药物的接收、发放、使用和回收全过程的监查。

　　临床试验中研究药物的管理贯穿于试验全过程，加强研究药物的管理是避免试验结果偏差、保证药物临床试验质量的重要环节之一。药物临床试验机构办公室作为临床试验质量管理部门，需制定符合本机构实际情况且兼具可行性的试验用药物管理制度和标准操作规程，以保证试验结果的科学性、可靠性、真实性，从而不断提高我国药物临床试验的整体水平。

# 第三篇
# 试验质量篇

# "黄金大米"事件：对临床试验过程的思索

2012 年 8 月，美国塔夫茨大学汤光文等在《美国临床营养杂志》（*American journal of clinical nutrition*）上发表了题为《"黄金大米"中的 β - 胡萝卜素与油胶囊中 β - 胡萝卜素对儿童补充维生素 A 同样有效》（*β-Carotene in Golden Rice is as good as β-carotene in oil at providing vitamin A to children*）的研究论文。国际环保组织"绿色和平"随即谴责研究人员使用转基因大米对中国 6～8 岁儿童进行人体试验，掀起轩然大波。2012 年 12 月 6 日，中国疾病预防控制中心、浙江省医学科学院、湖南省疾病预防控制中心联合公布了"黄金大米"事件调查情况通报：此项转基因试验违反了相关规定、科研伦理和科研诚信，相关责任人已被撤职。上述机构为此次事件造成的不良影响向公众致歉。

自 10 年前立项，到 2008 年完成，再到此次的调查结果，"黄金大米"事件在让身为临床试验工作者的我们感到痛心的同时，也让我们对临床试验过程进行了深刻的思考。

## 1 加强临床试验监管的重要性

美国科研机构在中国儿童群体中进行临床试验，从科学上说合理且有意义，但在程序上需符合我国的法规法律。GCP 中明确指出：临床试验的发起者是申办者，如药品生产企业、药物研究机构、CRO 组织。其所应具备的条件是：获得 SFDA 药物临床试验批件，药品检验合格证明书，药物临床试验方案、CRF 表、知情同意书、研究者手册等资料齐全。承办者是药物临床试验机构，机构及下属各专业必须经过 SFDA 认定通过；主要研究者必须获得国家 GCP 培训证书。承办者在对申办方的资料进行审核时，必须严格按照以下程序进行。①申请：由申办者提出；②审核：临床试验机构办公室审核相关资料；③批准：医院伦理委员会审查批准或备案；④协议：申办者与临床试验机构签订协议；⑤启动：召开临床试验启动会，正式启动临床试验。

## 2 研究人员的职责

研究人员是 GCP 的主要参与者。在"黄金大米"事件中，浙江省医学科学院 2012 年 12 月 7 日发布声明表示：2004 年 8 月，塔夫茨大学与浙江省医学科学院签署合作协议，该项目美方负责人是汤光文，中方负责人是荫士安和王茵。2004 年，该项目在浙江省仙居县开展了菠菜和 β - 胡萝卜素胶囊转化成维生素 A 的效率研究的部分工作，但是在项目试验中，未涉及"黄金大米"。2008 年 5—6 月，该合作项目在湖南继续实施，王茵研究员本人表示："合作项目具体实施过程本人不在湖南现场，在整个过程中本人没有经手也没有见过'黄金大米'，更没有就'黄金大米'试验和任何人签署知情同意书。"

转基因大米是否安全，需进一步研究。但在这一试验中，主要研究者存在失职之处。关于研究者的职责，GCP 中明确指出：研究者需遵从申办者同意的方案实施试验，方案应获得伦理委员会的批准，研究者及申办者在方案上签字；主要研究者应向受试者说明伦理委员会同意的有关临床试验的详细情况，并获得知情同意书；负责做出与临床试验相关的医疗决定，保证受试者出现的不良事件得到适当的治疗；保证受试者安全，及时报告严重不良事件，并采取适当的治疗措施。

## 3 伦理委员会与知情同意书是保障受试者权益的主要措施

GCP 明确指出，"试验方案需经伦理委员会审议同意并签署批准意见后方可实施。在试验进行期间，试验方案的任何修改均应经伦理委员会批准；试验中发生严重不良事件，应及时向伦理委员会报告。""黄金大米"试验虽然在2003 年经过浙江医科院伦理委员会审查，但当时规定的试验地在浙江。从浙江到湖南，却未经过湖南任何相关机构的伦理审查。人体试验不可避免地会有一定风险，未经伦理审查会给受试者带来不应有的伤害，这违反了我国的相关法律法规。

从知情同意方面来看，据央视调查，有两份知情同意书，一份是中方的，一份是美方的，但均未向受试者及其家属提供，现场提供的只是一份极其简单的"告知书"，根本没有涉及"黄金大米"，其实是未获取受试者的知情同意。众所周知，知情同意的三要素是信息、理解、自愿。也就是说，必须向受试者提供真实、可靠、全面的信息，不能欺骗、隐瞒、诱惑。同时，还要用通俗浅显的语言，让受试者理解试验的目的、过程、要求等，并在完全自愿的前提下做出参加或拒绝的决定。而该试验还涉及弱势群体儿童，必须获得其法定监护人的同意，且受试者本人也能做出同意时还必须再获得本人的同意方可实施。受试者本人及其家属的决定，任何人不得干预和改变。

回顾整个"黄金大米"事件的试验过程，主要当事人违反了国家相关的法规和科研的伦理原则，而且在接受调查的时候隐瞒了事实，提供虚假信息，干扰了调查的进展。这一事件暴露出少数科研人员法律意识淡薄，科学道德自律失范，项目的承担单位对个别的科研项目监管不善。作为临床试验单位，我们要以此为鉴，深刻汲取教训，在开展国际合作、探索未知领域的同时，要加强项目管理、完善制度、举一反三，防止类似事件的再次发生。

# 质量保证的各方责任依据何在

很多人都认为临床试验的质量保证责任方是申办者，最重要的原因在于：申办方作为最终的受益方，是试验成果的所有者，根据谁受益谁负责的原则，申办方当然要对其负责。但申办方会认为，研究者是临床试验的实施主体，临床试验质量的好坏掌握在研究者手里。众说纷纭，我们不妨围绕 GCP 的相关规定中对各方在质量体系中的责任进行分析和探讨。本文着重从《药物临床试验管理规范》（2020 版）、《药物临床试验专业资格认定标准》及《药物临床试验机构资格认定复核检查标准》3 个目前主要执行的规定来解析。

《药物临床试验管理规范》（2020 版，以下简称 GCP）第 32 条对申办方提出了"申办者的质量保证和质量控制应当符合以下要求"的职责要求。随后 GCP 第 69 条提出"试验方案中应当包括实施临床试验质量控制和质量保证"，第 64 条提出"药品监督管理部门应对研究者与申办者在实施试验中各自的任务与执行状况进行视察"。《药物临床试验专业资格认定标准》（以下简称《专业资格认定标准》）在"C11 质量保证实施"中要求试验专业"建立药物临床试验质量保证体系"作为专业科室通过 GCP 专业资质考核的必备条件；《药物临床试验机构资格认定复核检查标准》（以下简称《复核检查标准》）也分别在 A3、B4 项对临床试验机构和参与试验专业提出建立"质量保证体系"的要求。由此可见，药物临床试验的质量不仅是申办方的责任，研究者（专业科室）、医院机构及药监部门等都应从不同方面肩负起保证临床试验质量的职责。

① 申办方作为试验的发起方和委托人，也是知识产权的所有者，对试验质量有着不可推卸的责任。切不可做"甩手掌柜"，将试验完全外包。按 GCP 的相关要求，申办方应在提高方案的科学性、研究者的依从性（机构及研究者的选择、组织专业团队的试验全程监查等）及优化试验的操作性（研究资料

的便捷化、软硬件的配备等）等方面提供质量保证职责。例如，研究前期的充分准备，如科学性的方案的确立、机构及研究团队的选择（GCP 第 37 条）、研究文件的及时准确提供等；研究过程中动态信息包括方案变更、安全性报告等的及时通报及培训；研究经费的及时到账，临床试验的监查应当符合的要求（GCP 第 49 条），如有需要还应包括 CRC 的配备及培训；研究结束时试验总结报告的撰写要求（GCP 第 35 条、第 55 条）等。另外，GCP 明确约定"临床试验的质量管理体系应当覆盖临床试验的全过程，重点是受试者保护、试验结果可靠，以及遵守相关法律法规"（GCP 第 9 条）。

② 研究者应接受申办者派遣的监查员或稽查员的监查和稽查，以及药品监督管理部门的稽查和视察，确保临床试验的质量（GCP 第 28 条）。我们认为，好的质量永远是做出来的，而不是查出来、管出来的，更不是改出来的。研究者作为临床试验的操作主体，对试验的成败有着极其重要的作用。好的监查及稽查过程对临床试验质量应该只是"锦上添花"，而不该是主要因素。《复核检查标准》B4.4 项要求专业"内部临床试验的质量自我评估和质量保证相关的 SOP"。在实际临床试验实施过程中，经常遇到研究者抱怨时间、精力不够，以致无法保证精力投入临床研究中来。《复核检查标准》B4.5 项要求研究者对"试验中所有观察结果和发现都应加以核实，在数据处理的每一阶段均进行质量控制"。GCP 第 20 条规定"研究者必须详细阅读和了解试验方案的内容，并严格按照方案执行"，其中的"按照方案执行"应该包含按时、按质量完成临床试验；第 27 条规定"研究者应保证将数据真实、准确、完整、及时、合法地载入病历和病例报告表"。一旦研究者在方案及 CRF 等文件上签字，即表示认同自己能按规定、保证质量地完成相关内容，否则将面临违约的嫌疑。主要研究者（PI）作为"三级质控"体系中的第一责任方，必须强化责任意识，承担起相应的质量保证责任，杜绝"只签字 PI"的存在。机构作为研究者及研究科室的直接管理方，应在机构层面完善研究者临床试验考评机制，一方面强化研究者参与临床研究的准入资格；另一方面对参与临床试验的研究者完善评价体系，对不尽责研究者采取黄牌警告、红牌暂停临床试验资格等处罚。

③临床试验机构作为临床试验的"盖章"方，对试验质量也要承担责任。《专业资格认定标准》对药物临床试验机构在人员（A01、A02）、硬件条件（A03）、制度规范（A04、A05）等方面提出了相关要求，在标准操作规程（SOP）（A06）中，要求建立"对各药物临床试验专业的质量控制SOP（A0610）"，并要求"质量保证的SOP内容完整、具备可操作性，并严格执行"（《复核检查标准》A3.1项），即要求SOP不能只流于形式、纸面。《复核检查标准》A3.4项要求机构应该"有机构内部临床试验质量检查计划、检查记录、检查意见和整改情况记录"。在实际操作中，很多机构由于人力资源不足，对于临床试验的质量控制多局限于试验前、试验后管理，试验前多集中于申办方资质审查、方案的科学性、风险及收益等方面，而试验后多集中于试验数据的溯源、内容的规范性及不同文件间的一致性等。对于过程中的稽查相对较少，很多问题无法在过程中及时发现并解决，最后发现问题时又无法补救。在很多研究中心所谓的"三级质控"被迫变为"第三级质控"的现状下，如果机构层面在试验过程中无作为，那么研究中心的质控将很有可能只是停留在事后规范，难以发挥应有的质量保证作用。建议机构一方面应加强对专业科室研究人员的GCP培训，改变培训形式，让研究者通过增强责任意识，减少相关问题的发生概率；另一方面增加对项目进行过程中的质控频次，最少应保证项目入组初期、中期及结束时的3次质控，及时发现问题并反馈研究者整改，以防止普遍性错漏的出现。另外，由于目前国内临床试验机构较多，各机构之间在管理水平、相关配套等方面差别比较大，对试验质量保证的投入力度也有很大差别，建议国家层面建立相关管理制度，对机构实行分级管理，并建立相配套的晋级及降级制度。一方面可以树立好的榜样标杆；另一方面鞭策其他机构不断加强建设水平，进而提高整个行业的业务水平。

此外，在《药物临床试验机构资格认定检查细则（试行）》征求意见稿中，对机构资格认定中的质量管理也制定了细则，包括任命机构质量管理员并经过GCP培训，质量管理员须掌握质量管理制度及SOP，熟悉药物临床试验全过程和相应质量管理；机构须制定药物临床试验质量管理制度、SOP、质量检查表等，并确保可操作性。

# 关注临床试验中几类重要文件的质控要点

临床试验中原始文件记录的准确性、完整性和可溯源性是评价临床试验质量的重要依据。笔者作为机构质控员，和大家共同探讨一下在试验过程中重要文件的质控要点。

## 一、知情同意书（ICF）

① 受试者筛选前必须完整签署知情同意书，同时给受试者提供副本。

② 试验过程中如有知情同意书更新（伦理委员会已批准），尚未出组的受试者需再次签署更新版 ICF。同时，需要注意使用正确版本号的知情同意书。

③ 知情同意书上的相关信息应填写完整，如法定代理人、伦理委员会和研究者联系方式等。注意研究者与受试者签字的时间逻辑（研究者知情时间在前，受试者同意时间在后）。

## 二、原始病历

① 作为可溯源的重要原始文件，住院受试者可在住院病历中查阅，门诊受试者则需要保存门诊病历，建议研究机构和研究者复印门诊病历保存。

② 病历中应记录受试者签署知情同意书、知情同意过程、使用试验药物和随访等情况。

③ 病历记录的病史重点关注可能的不良事件信息，关注是否漏记、是否与合并用药存在相互关系。

## 三、病例报告表（CRF）

① CRF 填写务必及时、真实、准确、清晰，研究者不得随意涂改，错误之处纠正时需用横线居中划出，并签署修改者姓名缩写及修改时间，备注修改的原因。在这几个要求中，最为核心的要求是"及时"，如果"及时"无法保证，"真实、准确、清晰"都无法保证。

② 纸质 CRF 一般是一式三联，一联在试验结束后由申办方交付数据统计部门进行统计分析，一联由申办方保存，一联由研究机构保存。试验结束后研究者应先自查，再经机构稽查通过后，方可让申办者办好手续拿走其中两联。如事后对试验数据有异议时，可采用答疑说明方式解决，不可在留存于机构的 CRF 单联上进行更改。对于更普遍使用的 EDC 系统，需要注意 EDC 数据最终在中心刻盘留存的要求。

③ 核对 CRF/EDC 与原始病历记录的一致性，尤其关注不良事件记录的一致性。

## 四、药物发放及回收记录

试验药物的使用记录和实际试验用药的数量应保持一致，所有不一致的情况药物管理员均应核实并做出说明。药物管理员在接收、发放、回收试验药物时必须一一进行记录并签署姓名和日期，同时将交接清单、临床试验专用处方、药物发放回收记录等相关表格作为原始资料保存。药物发放中尤其需要注意的是"问题药品"（如破损、过期、遗落地上等）的隔离管理。

## 五、实验室检查报告

① 实验室检查报告均应和原始病历一起保存，热敏纸检查单应及时复印保存，对于检查结果研究者需及时判断并签署姓名及日期。

② 当出现实验室结果异常时，需研究者及时记录及判断。若出现异常且有临床意义的检查值，需核实是否需要记录不良事件并进行复查至转归为正常，并将复查结果记录于病历和 CRF 中。

# 临床试验合同中常见问题分析

**【摘要】**临床试验合同是有效防范试验相关风险的重要法律文书，本文通过梳理回顾我院 159 份临床试验合同，对合同审议过程中发现的常见问题进行了总结分析，以期提高我院临床试验合同审核的质量和效率，提高临床试验相关人员的风险防范意识，切实保障好自身及受试者的相关权益，将临床试验中可能发生的风险控制在最低水平。

**【关键词】**临床试验，合同

临床试验是指以人体（患者或健康受试者）为对象的试验，意在发现或验证某种试验药物的临床医学、药理学及其他药效学作用、不良反应，或者试验药物的吸收、分布、代谢和排泄，以确定药物的疗效与安全性。[1] 药物临床试验是新药上市前必经的关键环节，而在药物临床试验开展之前，申办方 /CRO（Contract Research Organization，合同研究组织）会与研究机构签订临床试验合同，对试验各方主体的责任、权利和义务进行详细清晰的界定，临床试验合同是保障临床试验顺利开展的必要前提，也是有效防范试验相关风险的重要法律文书。临床试验作为一种特殊的医疗行为，由于试验的有效性和安全性仍处于未知阶段，试验过程中发生不良事件和严重不良事件的可能性都比常规医疗行为更高，不论对研究机构还是对受试者来说，都承担着更大的风险。如何科学规范地管理临床试验合同，有效地保障受试者及研究机构的合法权益，提高临床试验质量，是临床试验管理中的一项重要内容，更是机构管理者需要高度重视的一个问题。本文通过对我院 2017 年 1 月至 2019 年 12 月签订的共计 159 份临床试验合同在审核和合同洽谈过程中发现的问题进行回顾和梳理，总结分析了临床试验合同中常见的问题。

合同基本情况：本院 2017 年 1 月至 2019 年 12 月签订的药物临床试验合同共计 159 份，其中，国际多中心临床试验合同 46 份，国内多中心临床试验合同 113 份；I 期临床试验合同 9 份，II 期临床试验合同 45 份，III 期临床试验合同 91 份，IV 期及上市后临床试验合同 14 份。结合合同审议中对合同条款提出的意见和问题进行总结归纳，发现本院临床试验合同常见问题主要为以下几类：①受试者损害赔偿条款与 GCP 法规要求不符，问题频次 79 次，占比 24.3%；②对于纠纷及争议的处理条款不合理，问题频次 66 次，占比 20.3%；③生物样本管理条款缺失或不合理，问题频次 56 次，占比 17.2%；④合同条款缺漏，问题频次 38 次，占比 11.7%；⑤合同主体不明确，临床试验相关损害赔偿责任承担主体不清晰，问题频次 35 次，占比 10.7%；⑥合同存在不对等条款，问题频次 29 次，占比 8.9%；⑦合同文字为英文直译，语句不通畅，表达不符合中文习惯，问题频次 22 次，占比 6.8%。具体分析如下。

## 1  合同主体不明确，临床试验相关损害赔偿责任承担方不明确

明确合同主体是保证合同生效的前提，《药物临床试验技术服务合同专家共识》[2] 中，对临床试验合同签署的主体及承诺书的法律效力做出了明确界定。然而，部分国际多中心的临床试验中，申办方是在中国没有任何分支机构的国外公司，其委托国内 CRO 公司与研究机构进行临床试验合同的签署，但往往在合同条款中 CRO 公司并不承担受试者损害赔偿责任，也从未主动要求申办方出具承担该责任的具有中国法律效力的承诺书作为合同附件。究其原因，一是通常与研究机构直接沟通进行合同谈判的多为非法律专业人士的 CRA，对合同主体问题意识淡薄；二是申办方出具承担相关损害赔偿的承诺书的同时，还需取得公证机关对此承诺书真实性、合法性的证明，手续烦琐、耗时较长，CRO 往往认为合同中已有对自己的免责条款保护，为了追求试验进度，尽快签署合同，并不会主动要求申办方出具该承诺书及公证文件。然而，在这种情况下，若发生临床试验赔偿，研究机构将面临独自承担赔偿的风险。

## 2　合同条款不对等

合同存在各方义务和权利不明确及条款不对等的问题，主要体现在：①合同条款均为对研究机构及研究者的责任义务，以及申办方应享有临床试验相关权利的约定，对于申办方应承担的责任义务，仅提及提供临床试验经费，并未涉及对项目监查、质量保障、受试者损害赔偿等责任及义务，此外，对研究机构及研究者的合法权利也鲜有提及；②关于受试者隐私与数据保密条款，仅要求研究机构及研究者须严格遵守，未对申办方、CRO 做出保密的要求，而通常申办方、CRO 等相关人员在监查、随访或数据审核等活动中都会接触到受试者的隐私和相关数据；③关于试验终止条款，仅给予申办方有随时终止的权利，容易导致研究机构乃至受试者的合法权益受损等；④部分外企发起的临床试验合同中，要求遵守国外的法律法规，且当中英文两个版本合同出现不一致的情况时，以英文版为准。针对此情况，需关注各国法律体系及法规的差异之处，建议遵循临床研究实施当地即中国所适用的法律法规，如发生合同语言歧义时，以中文释义为准。

## 3　合同条款缺漏

临床试验合同作为申办方、CRO、研究机构、PI 约定各方权利义务的法律文书，应将各方责任义务详尽完整地进行约定，《药物临床试验技术服务合同专家共识》中也对临床试验合同应包含的内容做出了明确规定。但在审核本院临床试验合同时，条款缺漏仍是普遍存在的问题，如对临床试验责任保险、生物样本的管理、违约责任、终止试验、保密责任、申办方需提供合格的试验产品、建立质量保证体系等条款均未做明确约定。此外，在损害赔偿条款中，仅有对受试者损害的相关赔偿条款，未提及对研究者和研究机构提供与临床试验的风险性质和风险程度相适应的相关法律、经济上的保险或保证。

## 4 合同为英文直译，语句不通顺，易产生歧义

国外申办方发起的临床试验，其合同条款的描述多为英文直接翻译而来，个别条款存在语句不通顺、表述不符合汉语习惯的问题，言辞笼统模糊，容易产生歧义。

## 5 受试者损害赔偿条款与 GCP 法规要求不符

受试者损害赔偿条款是临床试验合同中审核的重点条款，根据我国《药物临床试验质量管理规范》[1]，"申办者应当承担受试者与临床试验相关的损害或者死亡的诊疗费用，以及相应的补偿。"法规已明确要求，与试验相关的损害或死亡，申办方均应承担赔偿责任，包括诊疗费用和经济补偿。然而，大多数合同在此关键性条款上的描述与法规要求不符。存在以下几种情况：①偷换概念，将赔偿范围从法规要求的"与临床试验相关"缩小为"与研究药物相关"或"与研究方案规定的必要程序直接相关"，不利于受试者权益保护；②对于赔偿仅承诺提供直接治疗的费用，未提及法规要求的经济补偿；③增加了一些不合理的赔偿限定条件，如与药物直接相关或鉴定有因果关系的损害才进行赔偿；④在受试者损害赔偿条款中，仅说明已购买临床试验保险，若发生损害赔偿责任将由保险公司进行赔付，并未承诺保险限额不能满足受试者赔偿时，应由申办方负责保险之外的继续或后续赔偿，未意识到购买保险并不能取代申办方作为损害赔偿责任主体应履行的职责和义务。

## 6 关于争议处理的条款

部分合同在争议条款中，将纠纷的仲裁机构约定为申办方所在地，对研究机构及受试者都造成极大的不便利，将会增加研究机构处理纠纷的成本和难度。关于争议条款的审核，应注意无论选择仲裁机构或法院进行诉讼，都应约定在事件发生地，即研究机构所在地。

## 7　关于生物样本的管理条款

存在以下问题：①未提及生物样本管理相关条款。②生物样本的使用范围不合理，如一外资申办方发起的临床试验合同中对于生物样本条款的描述为："如果方案要求研究机构收集生物标本或样品，申办者应有权根据适用的法律、已签署的知情同意书和授权文件将标本用于任何和所有目的。"生物样本应根据使用的法律法规、已签署的知情同意书和授权文件使用，不得用于本试验以外的研究。③仅规定研究机构及研究者须依照方案及相关法律法规要求收集、使用及储存生物样本，未对申办方在生物样本检测及管理上提出相应的要求和约束，尤其对于采用中心实验室进行生物样本检测和储存的临床试验，通常存在检测报告无法及时反馈、检测项目未通过卫生健康委的室间质评认证、机构无原始检测数据无法溯源等情况，对受试者安全及研究机构均存在较大风险及隐患。因此，在临床试验合同中，研究机构应增加关于生物样本检测要求和管理的条款，明确生物样本只允许在各临床试验机构实验室、该试验组长单位实验室或卫生健康委认可的其他实验室（需提供该实验室的资质和卫生健康委认可的室间质控证明）进行检测（特殊检测和预后指标可送中心实验室），不允许擅自运输到国外检测，且涉及安全性指标和关键性指标的检测须以本研究机构出具的检测报告为依据。

临床试验合同作为临床试验各方主体权责约定的重要法律文件，是临床试验顺利开展的前提保障，是出现纠纷索赔时的重要依据，在保障研究机构、研究者和受试者等各方合法权益、有效防范试验相关风险、保证试验顺利开展等方面都起着关键作用。通过总结以上合同审核中发现的主要问题，旨在进一步提高对临床试验合同审议及管理的重视度，提高相关人员的法律意识和风险防范意识，建立健全临床试验合同管理制度，有效防范合同风险，切实保障研究机构及受试者的合法权益。

## 参考文献

［1］药物临床试验管理规范，2020 年.

［2］王岳，刘唐威，杨天伦，等.药物临床试验技术服务合同专家共识［J］.
中国临床药理学与治疗学，2015，20（4）：361-365.

# CRO 对临床试验质量的影响

由于 CRO 公司的注册非常容易，导致国内 CRO 良莠不齐。虽然 CRO 在药物临床试验中会参与很多重要环节，但是业内对 CRO 的褒贬不一，CRO 在药物临床试验中到底起到了怎样的作用呢？就此问题，药物临床试验网《专家访谈》栏目采访了北京赛德盛医药科技股份有限公司汪金海董事长，以下是汪金海董事长的分享。

很高兴接受您的采访，也愿意就此机会分享一下个人对 CRO 一些粗浅的看法，在 CRO 行业我只是一个新人，观点浅薄不当之处敬请业内朋友们批评指正。您如果得到批评的反馈意见，一定要告诉我啊。

CRO 在中国的发展虽仅 20 来年，但对中国临床试验质量的影响是深刻且深远的，临床试验的质量取决于多方面的制约，主要体现在以下方面：临床试验项目的组织实施方（申办方：制药企业或 CRO）、临床试验操作执行方（研究者）、参与试验的患者人群、临床试验的各供应商、政府监管机构等。而 CRO 最直接影响的是组织实施方、临床试验研究者、临床试验供应商等 3 个方面。

CRO 公司作为临床试验的直接或间接参与方，直接推动了临床试验的质量提升，以昆泰进入中国作为标志性事件，CRO 公司在中国的土壤开始生根发芽。CRO 公司的核心是通过系统的 SOP 管理体系及强大的信息管理平台的支撑，充分体现临床试验的精细化管理分工，让临床试验的标准化、科学化、高效率管理变成可能，在这样的体系促进下，让临床试验质量显著提升。CRO 作为临床试验的参与方，另一个显著的作用在于对行业从业人员的培养（操作管理水平的提升、操作管理理念的革新），因为 CRO 的管理系统化、分工精细化，特别是 CRO 作为舶来品，具有西方科学的特性，CRO 的培训、培养体系具有专业化、系统化、科学严谨的特点，对中国临床试验技术人才的能力提升功不可没，从而推动促进临床试验质量的提高。

CRO 的出现对研究者的品质提升也是至关重要的，中国早期的临床试验专家基本都是通过参与国际性 CRO 的培训、参与国际 CRO 公司的研究项目、与 CRO 合作共同提升的。即便在今天本土 CRO 蓬勃发展的阶段，CRO 作为临床试验的中坚力量，对临床研究者团队的水平提升的作用也是显而易见的。当然，我们也应该认识到 CRO 自身水平参差不齐的现状，如何提升 CRO 自身的能力与水平，达到更好地促进临床试验质量提升的目标，尚待同人共同努力。

对于临床试验的供应商层面，CRO 也起到了积极作用，甚至某些 CRO 公司作为服务业务的延展直接参与其中，如常见的中心实验室、冷链物流、临床试验电子管理系统等。这些供应商层面的服务能够顺利开展，与 CRO 的专业化服务能力及精细化管理运营体系的支持是密不可分的，如果没有 CRO 的资源依托，相信各供应商的发展很难取得今天的成就，临床试验的质量也会有所折扣。

综上简述，个人认为 CRO 对临床试验质量的积极促进作用是毫无疑问的，对临床试验的发展起到非常重要的作用，在临床试验的发展，特别是在中国临床试验的发展中扮演较为重要的角色。当然，CRO 作为临床试验过程中的一个关键环节，在国内发展的沉淀又较为有限，确实还是存在很多问题，有较大改善提升的空间。下面就您关心的几个问题谈谈个人想法。

## 一、CRO 的资质、操作规范及独立性的问题

关于 CRO 的资质问题，目前国内外都是没有这个要求的。其实 CRO 本质属性还是商业属性，商业属性应该是通过行业自律及管理规范化的方式来解决，而不是靠简单一个资质来解决的。在中国的市场中很多强调资质，强调审批，个人认为这还是行政审批权力思维作祟，资质可以作为一个起点性引导，但无法解决深入发展的问题。我个人比较倾向市场的问题通过市场的方式去解决，我想这也是符合本届政府的治理理念的。

　　关于操作规范性的问题，前面已经有所提及，CRO 的发展核心就是操作的规范性，具体体现就是 SOP 体系建设，虽然今天良莠不齐的现状导致 CRO 操作规范性的差异，但不能因此否认 CRO 操作规范性的水平。市场如何规范操作性差的 CRO？很多时候，作为当事人对规范性差是有认知、有感受的，只是面对利益就退缩了、让步了，却将不规范操作的帽子扣在 CRO 头上，这有失偏颇，不太公平。随着创新药的发展新周期的来临、监管标准及体系的日趋完善，CRO 操作管理规范性的价值将被逐步放大，直至最终发展到以产品是否上市作为主要衡量指标。

　　CRO 的独立性是相对而言的，是区别于申办者、研究者的身份而言的，这种独立性和整体经济发展及市场化的水平有关系，我们一方面以行政管理的思维呼吁 CRO 要监管要资质；另一方面又以市场化的思维要求独立性，这对 CRO 是不公平的。当市场化、商业化越健康，CRO 的独立性会越坚强有力，因为商业本质上讲究的是品牌、核心竞争力、发展的可持续性及可复制性，而不是不确定性的关系或资源。

## 二、CRO 是否具有竞争力，存在哪些问题和弊端

　　对于临床试验来说，铁三角关系大家都有共识：质量、成本、效率，对于质量前面讲得很多，不再赘述；成本方面如果直接来看钱，CRO 应该让产品的投入反而更高了，但隐性成本是减少的，特别是对于风险的规避；另一个因素是效率，CRO 的整体效率应该还是高于制药企业的。当然，效率和成本、质量应该综合来分析，如果综合思考，CRO 的优势更明显。

　　对于 CRO 而言，相较于制药企业的弊端是有的，主要就是对产品本身的认知深度会比制药企业弱，毕竟制药企业从研发前端开始就深耕在品种上，而一个 CRO 更多像是流水线的操作模式，按照 SOP 将临床试验执行完，这也是我们赛德盛提出尊重产品的一个核心因素。

　　说到 CRO 的竞争力，我个人一直坚持的观点是核心基础是创造价值，从创新药发展的角度看，执行交付能力比商务发展能力更重要，在未来数字化临

床试验的发展方向下，真正的决战应该是临床试验效率的突破（因为数字化的发展一旦成熟，质量问题基本能够得以解决），今天的 CRO 在这些方面的努力还是有空间的，现有的运营模式基本类似、劳动力密集型低端重复的现状是不容否定的。因此，CRO 的核心竞争力的提升是值得行业同人共同思考探讨的。不能创造价值、不能做到部分的不可替代性，在今天或未来的互联网世界或许都不该有存在的必要。

## 三、国内 CRO 公司缺乏专业性，试验数据缺乏真实性，试验质量差，如何对 CRO 公司进行监管？谁来对其进行监管？

国内 CRO 公司相较于国际 CRO 公司来说确实在专业性上还存在较大差距，这主要是由国内的整体氛围及发展历史决定的，临床试验是一个经验积累的行业，CRO 公司更是这样，一个优秀的 CRO 公司是需要积累和沉淀的（当然积累并不等于耗年头），但相比于制药企业来说，CRO 的专业性优势还是较为明显的，这就好比业余选手和专业选手，当然业余选手里面也存在比专业选手水平还高的。尤其是近几年创新药发展的大背景下，很多创新药技术公司在人才吸引上的力度和资源投入已经远远超过 CRO 了，因此，近几年很多新兴科技性公司的临床研究团队无论是规模还是能力已经超过了一般性 CRO 公司，这一点也是所有行业 CRO 同道们应该更加努力的。

对于临床试验数据真实性缺乏、试验质量差的问题，在今天的商业环境下，在 CRO 五花八门良莠不齐的现状下，我不认为这是 CRO 的问题，而更应该是申办者去反思规避的风险，CRO 自身并不会基于某项驱动力去影响数据的真实客观性，当然过去极少数 CRO 为获取订单而签署无底线承诺保过协议的情况也是实际存在的。当然，也确实可能还是存在一些企业对 CRO 缺乏了解，但在互联网时代，信息的获取应该不再是屏障了，如果真的有心，只要在药物临床试验网询问一下，一定会得到相对客观公正的答案，问题在于某些利益相关者根本不愿意甚至故意屏蔽这些信息，所以这个问题我认为是伪命题，对于这些 CRO 还能"活下去"，显然还是相关方给予了机会。作为机构也是这样，真的有这样的 CRO 就不要给他们合作机会了。

关于监管权利当然是属于药政管理部门，但如前面所说，我觉得这个市场不能依赖于监管，而更应该倡导行业自律。例如，曾经在中关村玖泰药物临床试验技术创新联盟理事及秘书长工作会议上，南方医院许重远教授就提到如何加强对 CRO 的促进思路，从第三方监管或合作口碑的角度如何促进 CRO 的健康发展，我认为这个思路应该比监管更有效。

## 四、对于在我国开展临床研究，CRO 公司会在哪些方面管控质量

这个问题有点大，CRO 的质量管控是系统性的，涵盖临床试验的各个环节，从我们赛德盛的角度大概可以分成以下层面。

第一是培训系统：通过系统性培训体系的支撑，确保参与临床试验的人员是有资质的，培训是阶段性、模块化、涵盖各个层面的；

第二是 SOP 体系：SOP 系统涵盖临床试验的每一个流程、每一个步骤，确保过程可控；

第三是信息管理系统：通过完整的内外部信息系统确保信息保持完整，传递顺畅，当然，今天我们的系统比起 global CRO 还是存在很大差距的，这也是 global CRO 和 local CRO 最显著差异之一，国内的 CRO 都还没有很好地解决这一问题；

第四是独立质量管理体系（含稽查）：在国内 CRO 公司中我们是较早建设全流程质量管理体系的，尤其是设立独立稽查部门，比这更难得的是真正具备独立稽查能力，不仅服务于公司内部，也以鼎晖思创的独立品牌对外提供临床试验全流程的质量管理服务。

通过以上分享，希望大家对国内 CRO 能够多一些客观的认知、理性的思考，CRO 在中国还很年轻，如果要获得持续健康而稳定的发展，离不开行业同人的支持与呵护。希望在大家的共同努力下，CRO 同人敢于探索、勇于变革，中国的 CRO 能够真正站在世界的舞台之巅，是我们共同期盼的事情，在这一点上泰格与药明康德是我们学习的榜样。

# 规范 BE 试验中受试者管理，提高临床试验质量的措施

生物等效试验（bioequivalencetrial，BE 试验）是在相似的试验条件下单次或多次给予相同剂量的试验药物后，受试制剂中药物的吸收速度和吸收程度与参比制剂的差异在可接受范围内 [1]。除特殊药物以适应证患者作为受试者以外，大多数受试对象为健康中青年。BE 试验的主体是受试者，其依从性、个体差异可能成为决定药物体内药动学参数和试验评价质量的关键。从临床试验项目管理角度看，最困难的环节就是受试者的管理，包括受试者的招募、筛选、入住病房、脱落和确保受试者对临床试验方案的依从性等 [2]。近年来，由于仿制药质量和疗效一致性评价工作的推进，BE 试验集中开展，对受试者的需求也随之剧增，受试者群体由过去的以高校学生为主，变为来源复杂的社会人员，依从性差的受试者逐渐增多，管理工作难度增大，对临床试验的准确与安全造成隐患 [3]。因此，本文以青岛大学附属医院 I 期临床研究中心开展 BE 试验过程中对受试者管理工作的经验与做法为基础，对规范生物等效性试验中受试者管理，提高临床试验质量的措施进行探讨。

## 1 筛选期严格执行招募、知情、筛选标准，入组足够合格的志愿者是试验的前提

### 1.1 受试者招募

由于我研究中心试验项目密集，多数时间项目以交叉或并行的形式进行，受试者招募工作主要委托第三方公司进行，研究中心专人负责时时跟进招募进度、男女比例、计划完成时间等信息，并对受试者招募广告的发布、招募过程进行监督管理。第三方公司招募人员要求经过药物临床试验质量管理规范（GCP）培训，招募广告需经过伦理委员会审核。参考我中心 2017 年受试者筛

选合格率为 30%~40%，招募人数可按男性 2~3 倍、女性 3~4 倍计算，若检查项目较多，如包含胸片、B 超、尿酸（沿海城市夏季尿酸普遍偏高）等，招募人数可按男性 3~4 倍、女性 4~5 倍计算。招募工作完成后开始筛选。

## 1.2 知情同意

知情同意环节遵循完全告知、充分理解、自主选择的原则非常关键[4]。核对知情同意书版本号正确后，发放给受试者认真阅读。先统一知情，使用受试者能听懂的语言，充分告知试验目的、试验药物简介、试验流程安排、采血量、可能的风险和补偿、治疗与抢救措施、试验期间注意事项等，并介绍我中心的研究状况、研究者资质及病房条件等软硬件设施。然后在相对私密、独立的知情区进行一对一沟通、耐心答疑，并指导受试者完成知情同意问卷表，保证其已充分详细了解试验相关信息，同时在研究病历中设计知情同意书交接记录，提供给受试者副本的同时，要求受试者签字并签署日期。

目前，健康受试者群体主要由社会人员组成，尽管这部分受试人群来源广泛，但其流动性大、文化背景复杂，参加临床试验的目的往往在于获得报酬，而忽略了可能存在的风险，因此，知情过程切勿避重就轻，对试验药物的不良反应或其他安全性信息轻描淡写。同时，告知受试者为保障其人身安全，应如实汇报既往情况，开诚布公详细回答既往病史和生活习惯史等。

## 1.3 身份采集验证

受试者签署知情同意书后给予筛选号并采集身份证信息，采用临床研究受试者数据库联盟建立的临床研究受试者数据库（"联网系统"）进行筛选，以排除身份盗用、造假及重复参加试验的职业受试者。

## 1.4 筛选评估

受试者按照筛选号依次进行各项检查，检查顺序尽量固定以避免遗漏项目，并遵循先无创后有创的原则，如优先进行 BMI、生命体征、问诊、体格检查、心电图等，抽血、胸片等则在最后进行。先行项目不符合入排标准的受试者直接排除，避免对受试者造成进一步伤害。同时，中心设立"自由人"岗，负责把受试者在任何环节筛选失败时撕掉筛选号贴，把受试者送出中心，把筛选合格的受试者按顺序引导进行下一步检查，避免筛选不合格的受试者在筛选区停留，甚至再进入下一步筛选。

### 1.4.1　身高、体质量测量

测量身高时注意光脚，避免鞋子太高或穿内增高而影响结果。测量体质量时注意脱掉外套，不要拿包，并应检查腰间、下肢是否捆绑沙袋，口袋中是否有重物等。

### 1.4.2　生命体征测量

生命体征尤其血压是波动的，受很多因素影响，应由有经验的护士测量。测量前至少休息 5 min，保持心态平静，测量时保持统一有靠背坐姿，不跷二郎腿，测量右上肢，且上臂应有支托（有靠背座位的舒张压比无靠背的高 6 mmHg；当一条腿架在另一条腿上时，收缩压要增高 2~8 mmHg；如上臂无支托或平伸，血压升高 10 mmHg 以上 [5]）。此外，还应保持室内温度适宜（气温每降低 1 ℃，收缩压升高 1.3 mmHg，舒张压升高 0.6 mmHg[6]），维持现场秩序，避免受试者拥挤、吵闹（喧器环境下心跳加快，血压升高 [7]）。

### 1.4.3　问诊、体格检查

受试者既往病史、用药情况、生活习惯、饮食烟酒情况均通过问诊确定，在一般情况下，受试者提供的信息是准确的，但也不完全可靠，有可能因利益驱动而隐瞒病史、过敏史等。问诊时需再次强调有所隐瞒会导致身体危险，务必如实回答问题，并根据就诊卡或医保卡查询其在我院的就诊信息，再次确认既往病史和用药情况。体格检查时需格外注意有无新鲜针眼或多发注射痕迹，有无手术瘢痕，避免受试者刻意隐瞒病史。对于女性受试者应详细询问月经史及筛选前 15 d 内是否有无保护措施的性生活，以避免筛选前已经怀孕而筛选时妊娠检查阴性的风险，最大限度地保护受试者。

### 1.4.4 零收费临床试验管理系统运行

医院在 HIS 系统下建立了零收费临床试验管理系统，配备专用的 I 期中心挂号机，先由机构在系统内对临床试验进行立项，拨付检查费，设置需要免费的检查等医嘱套，使用医保卡或我院就诊卡就可以挂一期病房门诊免费号，先查询受试者于我院的历史就诊信息，再次确认既往病史和用药情况，对于符合继续筛选条件的受试者，由研究医生在其门诊 HIS 中直接加入临床试验项目中，即可开具免费检验检查。受试者持卡进行免费检查，方便受试者管理，避免了纸质申请单出现的受试者信息不准确的问题[8]。

### 1.4.5 检验检查

静脉采血时注意观察能否耐受，采血过程中有无头晕、恶心等晕针晕血反应。留取尿液标本时由一名同性工作人员跟随，避免尿液中掺水稀释，避免夹带或借用别人尿液，研究者收到尿液标本时注意观察颜色、触摸温度。

筛选流程结束后根据方案严格执行入排标准，选择合格的受试者通知住院，比入组人数多 2~4 名左右以预留备选，避免因入组前突发疾病或其他情况出现时无法入组足够人数。不合格人员告知其筛选失败原因并予医疗指导建议。

## 2 试验期全程监护，规范化统一管理，受试者安全是试验的根本

### 2.1 入住

病房区与筛选区用门禁隔开，必须完全独立，受试者基线期检查合格后随机入组，办理入院手续，入住前更换 I 期病房专用服装、拖鞋、佩戴标识腕带，如餐后、空腹试验同时进行，给予不同颜色服装以区分。受试者个人物品存放于筛选区更衣室的衣柜中，进入病房区之前，征得每名受试者同意后由同性别工作人员检查随身携带物品，避免口袋、裤腿、内衣中夹藏烟、酒、打火机、火柴、食物、饮料、药物等违禁品。受试者入住后门禁关闭，受试者在入住期间不得进入筛选区，有效避免私带违禁品的可能性。

## 2.2 病房管理

入住后由研究护士行入院宣教,介绍病区布局、病房管理制度及作息时间、床头铃的使用,再次讲解试验流程及注意事项,提高受试者依从性。试验期间受试者不准离开病房区,病区提供 Wi-Fi、棋牌、杂志、电视等娱乐设施,每个床单元配备床帘、床头呼叫器、供氧、固定 iPad 等,厕所、淋浴间设有呼叫器、烟感报警器,为受试者营造人性化、安全的住宿氛围。此外,还需注意门窗管理,门窗缝隙封闭,避免从缝隙中偷塞违禁品。同时,病房内晚上有医院安保人员值班,有效地保障了受试者和值班人员的安全。

## 2.3 全程监护

受试者办理住院手续,记录电子病历。住院期间医护人员全程密切监护,每日不定期主动询问受试者是否有身体不适或其他情况,并及时记录、妥善处理。尤其是给药后应加强病房巡护,密切观察用药后的情况,加强沟通,缓解受试者的紧张心理。做好宣教工作,如服用降压药后应避免突然体位变化,服用降糖药后注意有无心慌、手抖等。如需治疗、转科等,可直接通过住院系统开具医嘱,方便快捷,最大限度地保护受试者的安全及利益,降低试验风险。

## 2.4 饮食管理

按照方案要求由营养师和配餐师共同制定食谱,注意避免食用对 CYP450 酶有抑制或诱导作用的食材,如大豆、辣椒、大蒜、甘蓝、洋葱、蜂蜜、炭烤食物等[9],避免料酒等含酒精的佐料及具有刺激性气味的香菜、香菇等部分人不能接受的食物。饮食管理要人性化,可在遵循方案要求的前提下询问受试者的口味,尽量让饮食合口。受试者住院期间活动有限,不可高脂、高蛋白、高嘌呤饮食,从而导致出组检查时血脂、尿酸升高。就餐过程中禁止受试者交换食物,避免饮食不统一而影响试验质量。

## 2.5  出院

出院前需对受试者进行宣教，告知出院后注意事项，如饮食、活动、有效避孕、返院时间等，叮嘱受试者保持通信畅通以免错过电话随访，并强调身体不适可随时向研究者打电话报告，由研究医生评估指导治疗，勿擅自用药。出组时告知补偿金的大致发放日期，再次强调有效避孕。

## 3  随访期定期随访，提高受试者依从性是试验的基石

随访可大致分为返院访视、当地随访和电话随访，随访频率根据方案及受试者实际情况执行。对于试验期离院状态的受试者进行定期随访可提高受试者离院期间的依从性[10]。出组检查结果异常有临床意义时应及时电话通知受试者注意事项及处理措施。部分受试者安全意识不强，因距离远或怕麻烦而拒绝返院访视，应提醒受试者为其身体安全负责配合随访，或于当地医院检查，以保障受试者安全。对于不愿到医院进行随访的受试者，研究者应进行充分沟通并如实记录，对于电话无法接通的受试者，应保存好至少 3 次不同时间的拨打电话记录。

## 4  尊重贯穿全程

I 期临床试验大部分纳入健康受试者，人群差异较大，其生活环境、工作性质、教育背景均不同，往往教育水平越高的人越不愿参加临床试验[11]，而以经济补偿作为唯一目的受试者依从性较低，医护及工作人员要尊重、理解受试者，不因其经济目的而贬低其为医药事业做出的贡献，真心感谢其对临床试验的支持。如遇到受试者不配合的情况，要礼貌指出错误，耐心解释原因，态度和蔼，不能呵斥、歧视。多为受试者着想，加强沟通，同时在医疗健康方面予以指导。

# 5 结语

BE 试验要客观、准确地比较不同药物制剂在人体内的吸收速度和程度，其很大程度上依赖健康、个体差异小、依从性好的受试者。严格执行入排标准，选择合格受试者，全程监护，定期随访，规范化统一管理，保障受试者安全，提高受试者依从性，从而提升临床试验的质量和管理效率，确保 BE 试验的顺利实施。

（参考文献略）

# 有关方案违背的几个问题

就像临床研究的风险不可避免、受试者权益的保护不可能到达百分之百一样，方案违背也是临床研究过程中不可避免的。这种由人在人身上进行的工作，就像是一件手工艺术品，不可能做到完全一致。例如，研究者的经验不同，同样经验的研究者每天工作的状态不同，判断力也可能不同，而受试者的病情更是千变万化。虽然会通过入选和排除标准来增强受试者的同质性，但每个受试者不可能完全相同，就像两个人不可能长得完全相同一样，这就导致方案违背在临床研究中不可避免。

现在很多研究者对方案违背比较敏感，不愿意对方案违背进行报告。因为临床试验机构对研究者有质量方面的要求，如果方案违背太多，临床试验机构可能会认为研究者在项目操作上存在质量问题。实际上，报告方案违背数量的多少与临床研究质量和研究者的水平没有直接的关系，而漏报的重大方案违背才是真正的质量问题。所以，对于方案违背应该尽量多报。研究者没有必要去同申办方争论一个事件是否为方案违背或者是否要报告，对不能确定的情况，尽量按照方案违背进行报告，反而是对研究者的保护。各临床试验机构也不应该对方案违背数量的多少进行要求，关键要看方案违背的性质和程度。

在临床研究中还经常遇到另外一种情况，那就是研究者希望获得方案豁免。例如，研究者发现某受试者的实验室检查结果稍微超出入排标准一点点，没有任何临床意义，但根据入选和排除标准，这位受试者就不能入组。在这种情况下，研究者往往会询问申办方，看是否能够进行方案豁免。因为入组这一例不合格的受试者，对受试者的权益、安全性和临床研究结果的可靠性没有任何影响。

如果申办方使用了CRO，那么这个豁免申请往往是先送到CRO的医学监查员那里。在笔者的职业生涯中，从来没有遇到过一次CRO的医学监查员批准了方案豁免的情况，因为CRO的医学监查员没有资格来批准这样的事情。但是CRO的医学监查员会将这个问题反映给申办方的医学监查员，让申办方的医学监查员进行判断。

在10多年前，一些公司还制定了方案豁免的标准操作程序（SOP）。一旦出现了对受试者安全性和临床研究结果的可靠性没有影响的实验室检查异常，研究者申请入选该受试者，经医学监查员同意以后，就会入选该受试者，并进行有关的记录。但是这个做法受到了欧盟和美国FDA的反对，现在大多数公司都不再有这个SOP了。也就是说，从SOP的层面就对方案豁免进行了否定。对于所有不符合入选和排除标准的情况，哪怕只是一点点毫无关系的实验室检查异常，都不能入选。在这一点上，没有商量的余地。

申办方的医学监查员往往会参与受试者入组合格性的判断。例如，项目相关的程序规定，研究者将通过筛选的受试者的资料（隐去受试者身份信息）发给医学监查员，由医学监查员来判断是否可以入组该受试者。有时候医学监查员收到的受试者资料显示受试者有某项实验室检查不符合入排标准，但是对受试者安全性和临床研究结果没有影响，同时考虑到入组的速度，医学监查员就批准了该受试者的入组。这是医学监查员对自己角色的误解。实际上，医学监查员只有否定权，没有特批权，也就是说从严不从松。在对受试者入选的审批方面，医学监查员的角色是仔细核对入排标准，发现被研究者疏忽的地方。例如，受试者在某一点上不符合入选标准，但是研究者没有注意到，医学监查员指出来，并拒绝该受试者的入组，这是可以的。如果事先发现受试者有一点不符合入排标准，但考虑到对受试者的安全性和临床研究结果的可靠性没有影响，而特批受试者的入组，这是不可以的。但是，如果某个问题比较普遍，导致一个并不重要的指标影响了入组的速度，就应该进行方案增补。增补的方案报伦理委员会批准后（在有的国家还需要报告给药政管理部门）正式生效，再按照新的方案来实施，就没有问题了。有时，因为方案增补需要一个比较长的内部审批过程，项目组又希望立刻更改入排标准以方便受试者的入组，有一种做法是先做一个方案的简单说明，报伦理委员会批准，并承诺方案增补正在进行之中。如果伦理委员会批准了，可以按照伦理委员会批准的说明进行。一旦方案增补完成，立刻再报伦理委员会批准。不管怎样都要事先得到伦理委员会的批准。

如果临床研究过程中已经出现了医学监查员批准了不符合条件的受试者入组的情况，就需要按照方案违背进行报告，如需要报告给伦理委员会。这时可能出现本文开头的情况，研究者认为这是申办方的医学监查员批准了的，不是研究者的责任，所以不同意报告方案违背。实际上这是一种误解，报了总比不报好。况且同伦理的沟通是研究者的职责，遵照方案开展研究也是研究者的职责。如果一个方案违背对受试者的权益和安全性没有影响，对临床研究的结果没有影响，就不一定会影响到对临床研究的整体评估。因为方案违背是不可避免的，没有方案违背的临床研究是不存在的。

# 方案设计中应该注意的问题

临床研究方案在临床研究中起着至关重要的作用。如何设计出一个好的方案，一直都是业内人士最为关注的问题，也是 CRO 公司在竞标过程中展现实力的地方。ICH E6 R2 中提到，方案必须清晰而详细（ICH E6R2：2.5），方案、病例报告表和其他临床研究文件必须清晰、准确和一致（ICH E6R2：5.0）。方案设计是保证临床研究质量最为关键的因素。如何在方案设计过程中尽量避免一些常见的问题，是良好方案设计的关键。

方案设计在考虑科学性的同时，一定要考虑可操作性。科学性与可行性往往是矛盾的。例如，有的方案设计中，受试者的访视过于密集。这样虽然可以更好地收集疗效和安全性方面的数据，但是受试者依从性可能很差。方案的设计一定要考虑到受试者的依从性。

为了方便受试者，有的方案采取收集受试者的院外实验室检查数据的方法。采用这种方法的时候一定要谨慎，因为这些不可靠的数据会增加临床研究质量方面的风险。对于那些不可靠的数据，宁可不要去采集。

受试者日记是很常用的收集数据的方式，但是，对于受试者日记的使用也应当谨慎。因为受试者没有经过 GCP 的培训，他们并不会为自己提供的数据的准确性负责，经常出现受试者不能准确完成受试者日记的情况，研究者对此往往无能为力。所以，如果一定要采用受试者日记，应该在方案里面规定这些数据的作用。受试者日记里面的数据不要纳入主要的数据库进行分析。一些由受试者自行填写的问卷也有同样的问题，所以，应该尽量采用有研究者参与询问的问卷中的数据。

方案设计一定要避免前后不一致的情况。例如，方案往往有摘要部分和正文，经过若干次的方案修改以后，有时会出现方案摘要和正文部分不一致的情况。这样一来，研究者无论怎样做都属于方案违背。所以在编写方案的时候，摘要部分往往先是空着的，直到方案定稿以后，再参考方案的主体部分书写摘要，这样可以避免很多错误。

与入排标准相关的指标一定要放在入排标准里面，不要放在方案的其他部分。有时，一些方案流程图下面的小字体说明中富含大量关键信息。将关键信息放在流程图下方是合理的，因为临床研究人员在执行方案的时候，重点就在入排标准、流程图、研究药物的使用及生物样本的管理几个环节，但是与入排标准相关的关键信息不应该放在入排标准以外的地方。

在一致性方面，还要注意方案和病例报告表的一致性。ICH E6 R2 的 1.11 中提到，病例报告表是用来记录方案中要求的所有信息的文件。方案中要求的信息，病例报告表中一定得有；反之，病例报告表中收集的信息，也应当是方案中规定要收集的。病例报告表不要收集方案要求之外的信息，否则会对临床研究的质量控制造成极大的困难。

对于方案增补的问题，有的公司觉得做方案增补的批准程序太麻烦，于是就起草一个方案说明，报伦理批准后实施。这样做也会产生风险，因为研究者按照方案做可能是错的，但按照这个说明性的文件做，可能也会被当成方案违背，因为只有方案增补才是 ICH E6 R2 中规定的正式文件。实际上，ICH E6 R2 中对方案增补的定义是：对方案变化或说明的书面的描述。所以，这种说明性的文件本身就符合方案增补的定义，何必不正式地作为方案增补进行操作呢？如果觉得方案增补的批准程序太复杂，那就应该设立一个快速批准方案增补的方法。

良好的方案设计应该涵盖与临床研究实际操作相关的所有内容。当然，不可避免的是，一些操作上的规定需要在一些操作性文件中体现，如各种操作手册或操作指南。需要强调的是，这些操作手册或指南中的关键部分最好能够体现在方案中。这样会降低临床研究的操作人员，包括研究者和监查员犯错的风险。下面举几个例子来说明这个问题。

对于临床研究药品的使用方法和注意事项中的关键部分，应该尽量写到方案里面，而非仅通过药物手册来体现。例如，初次用药应该在收到有关实验室检查结果以后，静脉制剂配药的方法、稀释液、药物浓度，药品配制完毕到使用完毕最长的时限，输液速度和药品输注的时间要求等，这些都应该体现在方案里面，而非仅写在药物手册里面。

对于实验室检查，特别是中心实验室检查，对采血的时间点、样本的处理应该写在方案里面，不要依赖实验室手册。应该在方案中明确规定具体的采血时间、采血后静置多久、如何离心、分离血样后多久进行冷冻或冷藏，以及快递的要求等，而非仅将这些体现在中心实验室手册中。

与中心化读片相关的要求和程序也是如此，如采取中心化读片的目的、中心化读片在疗效评价中的作用、图片上传过程中的隐私权保护和质量控制等。虽然这些信息可以体现在中心化读片的操作手册中，但也应该体现在方案中。

根据 ICH E6 R2 的要求，临床研究方案应该尽量详细。例如，与疾病诊断或疗效评价相关的标准应该在方案或附件中写清楚，不要只是参考某指南。有时与疾病诊断或疗效评价相关的指标出现在一些用于疾病评价的表格中，这也不是一种妥善的解决方法。如果这些表格的确会用来作为疾病评价的工具，那么最好将这个表格作为临床研究方案的附件，放在方案的最后部分。

方案不清晰的问题还往往出现在不良事件的记录方面。方案中应该规定好哪些情况属于疾病进展，不用记录不良事件；同时规定哪些情况不用报告SAE，如择期的手术，或者计划内的住院可以不用作为 SAE 报告。这样可以解除很多临床研究人员在操作过程中的困惑。

最后想提醒大家的是，在没有必要的情况下，不要对方案进行更改。每次修改都意味着风险和成本的增加。所以，对方案的每次修改都应该慎重。

没有完美的方案，但避免了上述问题的方案，就是好方案。

# 第 117 号公告的解读

2015 年 7 月 22 日，国家药监局发布了第 117 号公告，有的朋友说这个公告宛如一声惊雷。药监局责令所有已申报并在总局待审的药品注册申请人在 8 月 25 日之前完成自查并提交自查报告。如果自查发现临床试验数据存在不真实、不完整等的问题，可以在 8 月 25 日之前做出撤回注册的申请。

药监局将组织专家对申请人的自查材料等进行数据分析并视情况开展飞行检查。检查中发现临床试验数据弄虚作假、不完整的，将追究申请人、临床试验机构、合同研究组织的责任，并向社会公开申请人、临床试验机构、合同研究组织及其监护人和相关责任人员。

我认为这不是惊雷，而是很正常的要求。而且，我国开展飞行检查工作已非一日。只要按照 GCP 的要求进行了临床研究，就没有必要担心这样的检查。我在加拿大和美国工作的时候，也经常受到美国 FDA 和加拿大卫生部的视察，我们从来没有特别地花时间去做准备。

从公告的内容来看，药监局对自查内容的规定也显得非常专业。自查内容包括：

① 锁定的数据库原始数据的一致性，统计分析及总结报告数据与原始记录及数据库的一致性；数据锁定后是否有修改及修改说明等。

② 生物样本分析测试仪器（如 HPLC、LC–MS/MS）等主要试验仪器设备的运行和维护、数据管理软件稽查模块（Audit Trail）的安装及其运行等。

③ 各临床试验机构受试者筛选、入组和剔除情况，受试者入选和排除标准的符合情况，抽查核实受试者参加临床试验的情况。

④ 临床试验方案违背例数、剔除例数、严重不良事件例数等关键数据；医院 HIS 系统等信息系统中的受试者就诊信息、用药及检查化验的临床过程情况等。

⑤ 试验药物和对照药品的生产或购进、检验、运输、保存、返还与销毁，以及相关票据、记录、留样等情况。

⑥ 生物样本的采集过程及运送、交接、保存等的记录；生物样本分析方法确证，生物样本分析过程相关的记录及样本留样情况。

⑦ 有关方在临床试验项目中主要职责的落实及合规情况。

以上 7 点，是保证临床研究质量最关键的部分，同美国 FDA 在 2013 年颁布的 *Risk-based Approach to Clinical Trial Monitoring* 的指导原则基本一致。

# 真实世界研究质控更简单吗？

2020 年 1 月 7 日，国家药监局颁布了《真实世界证据支持药物研发与审评的指导原则》。这个指导原则的颁布，对中国真实世界研究的开展无疑起到巨大的推动作用。与新药上市前的临床研究一样，真实世界研究也需要良好的项目管理和质量控制，只是各有各的特点。真实世界研究往往覆盖的医院多，受试者数量庞大，所以，真实世界研究监查的侧重点是不同的。真实世界研究的监查往往采取中心化远程监查与现场监查相结合的方法。

## 1　现场监查

### 1.1　启动访视以现场监查为主

启动访视（SIV）往往以现场监查的方式进行。通过启动访视，了解临床研究中心的情况，确认参与临床研究的人员经过了相关培训，保证相关的临床研究资料（如患者日记、研究者文件夹等）已经到达临床研究中心并已妥善存放，以及相关人员得到了主要研究者的授权等。这些工作通过监查员在现场进行操作比较方便。在特殊情况下，启动访视也可以远程开展，但需要说明原因，并进行充分的准备和记录。

### 1.2　现场监查的频度

真实世界研究的监查往往需要有现场监查，完全依靠远程监查的情况不常见，只是现场监查的频度较低，可以几个月一次甚至一年一次。

但是，如果研究中心出现了质量或其他方面的严重问题，也可以启动计划外的现场监查。这一点需要在项目管理计划和监查计划中进行明确的规定。

### 1.3 现场监查的内容

现场监查的内容也需要突出重点。对于上市前的临床研究而言，往往要求100% 的原始资料核查，而真实世界研究的监查只需要对部分数据进行核查。具体对哪些数据进行核查，或者核查的方法，也需要在监查计划中进行具体的规定。

例如，对所有受试者的知情同意书往往需要 100% 的核对，对主要评价指标（如果有的话）也需要进行核对。也可以采取抽查的方法，如每 3 个受试者查 1 个。

现场监查时，还需要对研究者文件夹进行整理，对缺失的文件进行相应的处理。监查员也应该利用现场监查的机会同主要研究者进行面对面的沟通。所以，每次预约现场监查，一定要约主要研究者在的时候，不要浪费任何一次同研究者面对面交流的机会。

## 2 远程监查

### 2.1 远程监查必须配合 EDC

真实世界研究的远程监查必须配合 EDC（电子病例报告表）的应用，只有在使用 EDC 的情况下，才可以进行远程监查。监查员或数据管理员通过浏览 EDC 里的数据，发现缺失值、离群值、不一致值或数据过度一致的情况，监控数据的质量。

但是，远程监查并非只是通过 EDC 来浏览数据，同现场监查一样，需要在监查计划中规定远程监查的频率和程序。

### 2.2 必须有监查计划和监查报告

远程监查同样是要有计划的，如每月一次或每两周一次。

远程监查一般也要同研究者进行电话预约，需要通过电话与研究者沟通临床研究中发现的问题，解答研究者提出的问题。远程监查也需要有预约函和详细的监查报告，监查报告也同样需要项目经理的审核，完成监查后也需要有跟进函。

所有这些文件都需要按照项目管理计划的要求存放在总文件夹中。只有这些文件的存在，才能表明这个研究具有良好的质量控制。一旦这个研究需要作为新药申报的支持证据，在药监局的核查中，完整的文件保存会起到非常重要的作用。

## 2.3　远程结束访视注意事项

在研究结束的时候，真实世界研究同样需要进行结束访视。结束访视可以采用现场的结束访视和远程的结束访视。现场的结束访视与新药注册研究的结束访视相同。远程的结束访视是通过电话进行的，要向研究者确认临床研究文件的保存时间、发表研究有关文章的相关规定、向伦理委员会报告研究结束的情况等。有的项目会制作一个清单，让研究者签字确认，然后 将扫描件传回公司归档。

远程的结束访视同样需要有预约函、结束访视的报告和跟进函。研究者最后递交给伦理委员会关于研究结束的报告及伦理委员会的回复函，也需要复制或扫描一份，寄回给申办方，保留在临床研究的总文件夹中。

## 3　结语

综上所述，不要认为对真实世界研究的监查就会比对新药注册临床研究的监查简单，有时真实世界研究的监查在操作上难度更大。申办方在开展真实世界研究之前，不要过低估计真实世界研究产生的花费。

# 第四篇

# 伦理审查与受试者保护篇

# 中国临床试验伦理审查模式和面临的挑战

我国药物临床试验伦理委员会（EC）的基本模为：主要依据 GCP 管理规范与卫生健康主管部门的相关管理办法，由医院组建内部相对独立的 EC，并负责审查和批准临床试验项目。EC 的基本组成包括：医药学专家、非医药专家、外单位人员、社会学专家、法律专家，并且要有不同性别的人员。但外单位人员及女性比例没有具体上下限设置，2010 年的《药物临床试验伦理审查工作指导原则》中提到了男女性别均衡，但也无具体比例范围。

各医院 EC 召开的时间根据各单位具体情况而定，最短有两周一次，最长有每季度召开的，通常每月召开一次的居多。会议审查时间平均为 4~5 小时，每次会议平均审查 6~7 个新项目，还有可能安排一些需要复审、SAE 审查、持续审查和结题审查的项目；大多 EC 实行预审制，指定主审委员；从递交 EC 申请资料到获得 EC 批复的时间周期平均 3~4 周，EC 评审费为 2000~6000 元 / 项。

## 一、现有 EC 模式下可能存在的问题

① EC 成员依然大部分属于医院职员，彼此熟悉，且有相当的资历，在多数情况下是存在从众心态而完成伦理审批讨论的。

② 在 EC 审议会上，社区人员很少有发言权，无法体现社会是否了解临床试验项目所产生的风险、受益和意义；社区代表在基本医疗常识和伦理知识方面的匮乏，导致其不确定自己的建议是否合理。

③ 作为独立于医院之外的法律代表可能会有建设性的评审意见，但对于科学研究的风险和所关注的医疗保护机制混淆不清，更多关注如何赔偿和赔偿是否合理，而忽略了探讨建立完整、有效的保护机制。

④ 有些 EC 成员年龄偏大，知识结构偏陈旧，尽管他们在医学知识和临床经验上有相当的造诣，但对前沿领域知识和最新技术了解较少，如基因治疗、细胞治疗新技术、新组合化合物疗法等。因此，EC 成员在学术研究和知识结构上的欠缺也会影响科学性审议过程的交流和讨论。

## 二、现有 EC 模式下可能面临的挑战

① 挑战之一是除了合乎当前法规之外，这种模式获得大多数认同或接受的原因是能够满足目前开展临床试验项目的基本需求，因为国内开展上市前的药物临床试验必须获得药监部门的批件 / 临床试验通知书，事实上这成为大多 EC 的安全垫。另外，大多药物并非真正的创新药物，也让一些 EC 成员心里感到较为踏实有底。但随着国内创新药物研发的加快，尤其对于早期的首次人体试验（0、I 期），EC 将面临新的挑战。

② 挑战之二是项目审查的充分性可能不足，虽然有提前预审制，专家提前获得项目资料，但也并不能保证充分审查的深度和全面性。通常会议审查每个项目花费 20 分钟左右的时间，可能存在讨论不足、个别专家的重要意见未能被重视，或意见分散不能切中关键点。另外，从目前调研的情况来看，各医院伦理审查意见大多为浅表的、一般性的问题，如知情同意书中损害赔偿的叙述修改和方案中个别叙述或个别文字的修改。不能充分评估方案中的风险和受益情况，尤其风险程度不能确定是高、中、低级别，也没有风险级别定义，有些 EC 参考了国外的风险级别定义，但要让所有 EC 成员掌握还需要加强培训。国内 2010 年的《药物临床试验伦理审查工作指导原则》中提到的风险 / 受益比要合理的说法也较模糊。

③ 挑战之三是多中心临床试验项目审查意见不一的矛盾。目前通常采取各中心分别审查的程序。2010 年的《药物临床试验伦理审查工作指导原则》规定多中心试验可由组长单位 EC 审查试验方案的科学性和伦理合理性，各参与单位 EC 在认可组长单位 EC 审查意见之后，再审查该项目在本 GCP 机构实施的可行性，参与单位 EC 如提出相应的方案修改意见，还需要再通报给申办

者或组长单位，供进一步考虑并形成一致意见。因而当出现审查意见不一致时需再论证和审查，将大大降低项目的伦理审查效率和质量，通常采取的是让参与单位退出的方式，但这样有可能导致一些重要意见被忽略。

④ 挑战之四是现有伦理审查模式的效率低下，难以满足创新药快速发展的需求。目前国内的现状是几乎每一家伦理委员会都需要对项目进行审核，而以往很多研究机构是由组长单位统一审核的。更值得商榷的是分中心伦理审核还必须要求提供组长单位的伦理批件，如此一个简单的要求，将导致整个研究的伦理审核环节延长 2 个月左右的时间，这在创新药对执行效率极为渴求的背景下，显然是一个很突出的问题。即便必须进行分中心审核，能否不硬性要求提供组长单位的伦理批件；即便需要提供组长单位的伦理批件，能否不要在立项时就需要，至少可以要求在分中心伦理会议审查前提供组长单位的伦理批件。令人欣慰的是，在近期看到不少 EC 开始实施前置审查，另外，区域伦理模式的探索也在积极推进，尤其是北京卫生健康委的北京区域伦理审查联盟的落地模式。

最后，医院 EC 对于伦理审查的实际效果和保护受试者权益和福利的实施尚需建立自我评估机制，从而增加从错误中学习和积累实践经验的机会。

# 从一名研究护士的视角谈以受试者为中心

在临床试验中受试者是不可或缺的，受试者的依从性与试验结果的质量密切相关，受试者不依从或者依从性差是导致影响试验结果、造成偏倚的关键因素。

CRC 是受试者、研究者及机构、申办方之间的桥梁。我们教育、联络受试者，同时，提高受试者的依从性也是 CRC 在临床试验中重要的工作内容之一。

从心理学的角度讲，需求是人的活动的基本动力，是个体积极性的源泉，人的各种活动都是在需求的推动下进行的，我们所从事的各种活动都是为了满足各种需求而进行的。为此，在开展的临床试验中根据马斯洛的需求层次理论，分析运用于受试者，展开实施工作。我们研究护士或 CRC 要以受试者为中心，多层次满足受试者的需求，从而增加受试者参与试验的积极性，提高受试者的依从性。

## 一、满足受试者生理的需求

2015 年年底，研究护士许波参与的一个项目正在进行受试者的随访，但因为申办方的系统出现问题，受试者暂时无法进行随访，只能坐着等待，那天天气很冷，在等待的过程中没有人去关心受试者的感受，或许是因为大家急着解决系统问题而忽略了受试者。

许波说，当时脑海里浮现出两个问题：①受试者是否愿意再次参加这样的随访？②如果这种情况发生在我们的随访中心，应该会怎么处理？

在随访中心随访时，CRC 能在受试者到来之前打开空调，保证受试者随访环境的温度适宜，能为受试者倒一杯温水，体现关怀。

空腹抽血受试者一般会要求前一天晚上饮食清淡，禁食禁饮几个小时。受试者早上 9 点左右来参加随访，抽完血、做完相关访视内容，10 点左右才能结束访视，饥肠辘辘地完成随访。CRC 通常会为每一位受试者提供一份早餐，当采血结束后，受试者先吃早餐，然后完成访视中的其他项目。提供一份早餐虽然简单普通，但却能温暖受试者的心。

在一次筛选访视中，受试者抽完血，自述出现低血糖的症状，感觉有点不舒服。许波发现后，立即给受试者一杯热水和一份早餐，受试者的不适症状迅速得到缓解。

一个温暖的访视环境、一杯热水、一份早餐，都能够满足受试者的生理需求。

## 二、满足受试者安全的需求

安全的需求是在满足生理需求的基础上出现的需求，受试者在参加随访时因为陌生的环境，对临床试验的不了解，对试验用药的安全性的担心，对试验过程的不熟悉等导致受试者的恐惧，产生不安全感。因此，要做到以下几点。

受试者在参加中心的随访时，提供安静舒适的环境，当受试者检查和谈知情同意的时候，研究护士轻轻地关好房门，保护受试者隐私。还要告诉受试者——您可以向研究者提出您对试验方案、试验药物、试验流程及试验风险等有疑惑的问题。通过研究者详细的解答，保证受试者充分了解整个临床试验。

研究护士在收到检验结果后及时将检查结果和异常值告诉研究者，使研究者及时做出临床判断。

安全的环境、保护受试者隐私、充分的知情、及时处理异常情况与不良事件，都能够满足受试者安全的需求。

## 三、满足受试者爱与归属感的需求

在随访过程中，研究护士和 CRC 始终积极主动，以热情的态度对待受试者，受试者初次来随访中心，由于对医院环境不熟悉，不容易找到随访地点，研究护士便亲自将其接到随访地点。在随访的过程中，力所能及地解答受试者的疑问，当每次随访结束后将受试者送到电梯口，让受试者感受到关爱。在随访中心，通常配有电视、报刊等，使受试者在等待过程中不会感到枯燥乏味。

这些热情的服务和丰富的娱乐设施，能满足受试者爱与归属感的需求。

## 四、满足受试者被尊重的需求

每次随访结束后给受试者发放预约回条，让受试者清楚地知道下次随访的时间、地点、联系电话及随访时的注意事项。让受试者提前安排自己的工作，保证随访的顺利进行。临近随访时，研究护士会提前与受试者联系确定访视日期，使其合理安排时间，及时完成访视。在尊重受试者自主选择权利的同时，节约受试者的时间。

在中心随访的受试者每次参加访视结束，研究护士能立即将此次的交通补助发放给受试者，也是一种尊重。在一项有关血友病非干预的临床试验中，受试者会定期来医院就诊开药，在此次试验中，研究护士将受试者每次随访的时间告知受试者，使其在回医院就诊的同时完成相应访视，让受试者获得一定的交通补助。

及时发放给受试者试验费用，提前告诉受试者回访的信息，都满足了受试者被尊重的需求。

## 五、满足受试者自我实现的需求

参加临床试验的每一位受试者对于新药的研发上市都做出了不可磨灭的贡献，他们是人类抗击疾病中的无名英雄。很多时候，他们最后会询问自己参与的临床试验的结果，使用的是安慰剂还是试验药，试验药物对疾病是否有效，试验药物有哪些不良反应，最后是否成功获批等信息。为此，希望能在每个临床试验结束之后，能有一定的方式和渠道告诉受试者临床试验有关结果，让他们知道自己付出的价值与贡献，满足受试者自我实现的需求。

# 伦理审查违背方案的案例浅析

　　不依从 / 违背方案（Non-compliance/Violation）是指对伦理委员会批准的试验方案的所有偏离，并且这种偏离没有获得伦理委员会的事先批准，或者不依从 / 违背人体受试者保护规定和伦理委员会要求的情况。不依从 / 违背方案均要报告伦理委员会，伦理审查时则要求申办者和 / 或研究者就事件的原因、影响及处理措施予以说明，审查该事件是否影响受试者的安全和权益，是否影响试验的风险与受益。

　　现笔者和大家共同探讨以下 2 例违背方案的伦理审查情况。

　　**案例 1：**纳入了不符合入选标准的受试者。

　　名称：随机、双盲、安慰剂对照、多中心临床试验评价治疗性 ××× 治疗慢性乙型肝炎的临床疗效和安全性试验。

　　事件描述：受试者于 2014 年 5 月 12 日签署知情同意书。21 日 10 时采集相关标本，研究者于 11 时注射 ×× 试验用药，并发放基础药物和护肝片。但在当天 16 时研究者发现受试者当天的尿妊娠结果呈阳性，于是通知受试者停用基础药并嘱咐第二天回院复查，此时受试者共注射试验用药 1 mL，护肝片 8 片，基础药物 6 片。22 日受试者自行尿妊娠检查仍为阳性。

　　研究者处理措施：5 月 22 日研究者从服用的研究药物及受试者肝功能异常、病毒正在活动性复制等 3 个方面向受试者阐述继续妊娠的风险并建议受试者前往妇产科咨询，受试者表示理解并希望与家人商量后做出决定。同时，研究者向本院 EC、申办方、CRO、CFDA 及广东省食药监局报告此事件，受试者退出此研究。

　　伦理委员会收到上述报告后，根据事件的轻重性及本伦理 SOP 规定，纳入会议审查。会上，委员们一致认为该违背方案属于研究者违背，研究者未确认受试者是否符合入选标准即将其纳入研究，且进行试验药物注射，发放基础药物。对于受试者而言在病毒活动期未进行避孕，增加了妊娠风险，且注射了试验药物，试验药物所导致的妊娠风险不可估量，应考虑受试者和胎儿的安全，最后本伦理委员会建议研究者需对受试者进行此事潜在风险的说明与告知，密切保持与受试者的联系并持续跟踪妊娠进展，在获得新的信息时及时报告给各方。同时，重新培训研究者，确保研究者遵从方案进行研究。在会议审查半个月后，研究者向本伦理委员递交了受试者终止妊娠报告。

案例 2：受试者漏注射药物。

名称：注射用 ××× 联合的化疗方案治疗成人急性淋巴细胞白血病的有效性及安全性的 Ⅲ 期临床研究。

事件描述：受试者进入试验第 22 天随访时，按照方案要求应注射药物，由于研究护士在配置 ××× 药物时溶解出现问题，导致当日未能使用 ××× 药物。

研究者处理措施：受试者接受的是联合化疗，少用一针 ××× 药物对疾病的疗效不构成显著影响，故受试者未退出，继续参加试验。

伦理审查时认为，该试验是联合化疗，受试者少用一针 ××× 药物原则上没有增加风险，但临床研究必须科学严谨，研究者应对研究护士加强培训，严格按照方案执行，杜绝此类事件再次发生。

以上 2 个案例只是方案违背情形中的其中 2 个类别，其他如给予受试者方案禁用的合并用药，发错药或用错剂量，受试者在参加试验后才签署知情同意书等，笔者将进一步搜集整理这些案例伦理审查的相关材料和大家共同探讨。

# 2016 新版《涉及人的生物医学研究伦理审查办法》 阅读笔记

卫生计生委新版伦理审查办法出台了，结合发展需求，对比 2007 版《涉及人的生物医学研究伦理审查办法》和 2010 版《药物临床试验伦理审查工作指导原则》，指出新版中发生变化的地方，供大家参考。

## 第一章 总 则

**第一条** 为保护人的生命和健康，维护人的尊严，尊重和保护受试者的合法权益，规范涉及人的生物医学研究伦理审查工作，制定本办法。

注：突出强调受试者保护的核心准则。

**第二条** 本办法适用于各级各类医疗卫生机构开展涉及人的生物医学研究伦理审查工作。

**第三条** 本办法所称涉及人的生物医学研究包括以下活动：

（一）采用现代物理学、化学、生物学、中医药学和心理学等方法对人的生理、心理行为、病理现象、疾病病因和发病机制，以及疾病的预防、诊断、治疗和康复进行研究的活动；

（二）医学新技术或者医疗新产品在人体上进行试验研究的活动；

（三）采用流行病学、社会学、心理学等方法收集、记录、使用、报告或者储存有关人的样本、医疗记录、行为等科学研究资料的活动。

对比：审查范围扩大。

2010 版《药物临床试验伦理审查工作指导原则》：针对药物临床试验；

2007 版《涉及人的生物医学研究伦理审查办法》：新增了第三条"对于医疗记录等科学研究资料所进行的活动"。

**第四条** 伦理审查应当遵守国家法律法规规定，在研究中尊重受试者的自主意愿，同时遵守有益、不伤害以及公正的原则。

**第五条** 国家卫生计生委负责全国涉及人的生物医学研究伦理审查工作的监督管理，成立国家医学伦理专家委员会。国家中医药管理局负责中医药研究伦理审查工作的监督管理，成立国家中医药伦理专家委员会。

省级卫生计生行政部门成立省级医学伦理专家委员会。

县级以上地方卫生计生行政部门负责本行政区域涉及人的生物医学研究伦理审查工作的监督管理。

注：明确国家卫生计生委负责生物医学研究伦理审查工作的监管工作。各级成立相应的医学伦理专家委员会，履行相应职责。

**第六条** 国家医学伦理专家委员会、国家中医药伦理专家委员会（以下称国家医学伦理专家委员会）负责对涉及人的生物医学研究中的重大伦理问题进行研究，提供政策咨询意见，指导省级医学伦理专家委员会的伦理审查相关工作。

省级医学伦理专家委员会协助推动本行政区域涉及人的生物医学研究伦理审查工作的制度化、规范化，指导、检查、评估本行政区域从事涉及人的生物医学研究的医疗卫生机构伦理委员会的工作，开展相关培训、咨询等工作。

注：部分省医学会下已成立医学伦理分会。

## 第二章 伦理委员会

**第七条** 从事涉及人的生物医学研究的医疗卫生机构是涉及人的生物医学研究伦理审查工作的管理责任主体，应当设立伦理委员会，并采取有效措施保障伦理委员会独立开展伦理审查工作。

医疗卫生机构未设立伦理委员会的，不得开展涉及人的生物医学研究工作。

注：明确各机构若开展涉及人的生物医学研究工作，必须设立伦理委员会。各分中心均要经过伦理审查。

　　**第八条**　伦理委员会的职责是保护受试者合法权益，维护受试者尊严，促进生物医学研究规范开展；对本机构开展涉及人的生物医学研究项目进行伦理审查，包括初始审查、跟踪审查和复审等；在本机构组织开展相关伦理审查培训。

　　**第九条**　伦理委员会的委员应当从生物医学领域和伦理学、法学、社会学等领域的专家和非本机构的社会人士中遴选产生，人数不得少于 7 人，并且应当有不同性别的委员，少数民族地区应当考虑少数民族委员。

　　必要时，伦理委员会可以聘请独立顾问。独立顾问对所审查项目的特定问题提供咨询意见，不参与表决。

　　对比：人数要求至少 7 人。

　　2003 版 GCP、2010 版《药物临床试验伦理审查指导原则》、2007 版《涉及人的生物医学研究伦理审查办法》均规定至少 5 人。

　　对比：角色。

　　2003 版 GCP：伦理委员会应有从事医药相关专业人员、非医药专业人员、法律专家及来自其他单位的人员，并有不同性别的委员；

　　2010 版《药物临床试验伦理审查工作指导原则》：从事医药相关专业人员、非医药专业人员、法律专家，以及独立于研究 / 试验单位之外的人员且性别均衡；

　　2007 版《涉及人的生物医学研究伦理审查办法》：从生物医学领域和管理学、伦理学、法学、社会学等社会科学领域的专家中推举产生，并且应当有不同性别的委员。

　　生物医学领域范围变广，去掉了 2007 版中的管理学角色，提及民族、独立顾问角色。

　　**第十条**　伦理委员会委员任期 5 年，可以连任。伦理委员会设主任委员一人，副主任委员若干人，由伦理委员会委员协商推举产生。

　　注：对于主委的产生，伦理委员会管理文件中应包括委员协商推举的相关记录文件，如投票表决文件。

　　伦理委员会委员应当具备相应的伦理审查能力，并定期接受生物医学研究伦理知识及相关法律法规知识培训。

第十一条　伦理委员会对受理的申报项目应当及时开展伦理审查，提供审查意见；对已批准的研究项目进行定期跟踪审查，受理受试者的投诉并协调处理，确保项目研究不会将受试者置于不合理的风险之中。

第十二条　伦理委员会在开展伦理审查时，可以要求研究者提供审查所需材料、知情同意书等文件以及修改研究项目方案，并根据职责对研究项目方案、知情同意书等文件提出伦理审查意见。

第十三条　伦理委员会委员应当签署保密协议，承诺对所承担的伦理审查工作履行保密义务，对所受理的研究项目方案、受试者信息以及委员审查意见等保密。

第十四条　医疗卫生机构应当在伦理委员会设立之日起3个月内向本机构的执业登记机关备案，并在医学研究登记备案信息系统登记。医疗卫生机构还应当于每年3月31日前向备案的执业登记机关提交上一年度伦理委员会工作报告。

注：首次强调医学研究登记备案信息系统登记，进行医学研究登记备案信息系统登记也是对研究项目的版权进行保护。

伦理委员会备案材料包括：

（一）人员组成名单和每位委员工作简历；

（二）伦理委员会章程；

（三）工作制度或者相关工作程序；

（四）备案的执业登记机关要求提供的其他相关材料。

以上信息发生变化时，医疗卫生机构应当及时向备案的执业登记机关更新信息。

第十五条　伦理委员会应当配备专（兼）职工作人员、设备、场所等，保障伦理审查工作顺利开展。

第十六条　伦理委员会应当接受所在医疗卫生机构的管理和受试者的监督。

注：第一次提到接受受试者的监督。

## 第三章 伦理审查

**第十七条** 伦理委员会应当建立伦理审查工作制度或者操作规程，保证伦理审查过程独立、客观、公正。

**第十八条** 涉及人的生物医学研究应当符合以下伦理原则：

（一）知情同意原则。尊重和保障受试者是否参加研究的自主决定权，严格履行知情同意程序，防止使用欺骗、利诱、胁迫等手段使受试者同意参加研究，允许受试者在任何阶段无条件退出研究。

（二）控制风险原则。首先将受试者人身安全、健康权益放在优先地位，其次才是科学和社会利益，研究风险与受益比例应当合理，力求使受试者尽可能避免伤害。

（三）免费和补偿原则。应当公平、合理地选择受试者，对受试者参加研究不得收取任何费用，对于受试者在受试过程中支出的合理费用还应当给予适当补偿。

（四）保护隐私原则。切实保护受试者的隐私，如实将受试者个人信息的储存、使用及保密措施情况告知受试者，未经授权不得将受试者个人信息向第三方透露。

（五）依法赔偿原则。受试者参加研究受到损害时，应当得到及时、免费治疗，并依据法律法规及双方约定得到赔偿。

（六）特殊保护原则。对儿童、孕妇、智力低下者、精神障碍患者等特殊人群的受试者，应当予以特别保护。

注：相较于 2007 版《涉及人的生物医学研究伦理审查办法》，新增伦理原则，再次强调对受试者的保护。

**第十九条** 涉及人的生物医学研究项目的负责人作为伦理审查申请人，在申请伦理审查时应当向负责项目研究的医疗卫生机构的伦理委员会提交下列材料：

（一）伦理审查申请表；

（二）研究项目负责人信息、研究项目所涉及的相关机构的合法资质证明以及研究项目经费来源说明；

（三）研究项目方案、相关资料，包括文献综述、临床前研究和动物实验数据等资料；

（四）受试者知情同意书；

（五）伦理委员会认为需要提交的其他相关材料。

注：相较于 2007 版《涉及人的生物医学研究伦理审查办法》，新增研究项目所涉及的相关机构的合法资质证明及项目经费来源，相关机构的合法资质证明是否可以理解为项目发起方的证照。

**第二十条** 伦理委员会收到申请材料后，应当及时组织伦理审查，并重点审查以下内容：

（一）研究者的资格、经验、技术能力等是否符合试验要求。

（二）研究方案是否科学，并符合伦理原则的要求。中医药项目研究方案的审查，还应当考虑其传统实践经验。

（三）受试者可能遭受的风险程度与研究预期的受益相比是否在合理范围之内。

（四）知情同意书提供的有关信息是否完整易懂，获得知情同意的过程是否合规恰当。

（五）是否有对受试者个人信息及相关资料的保密措施。

（六）受试者的纳入和排除标准是否恰当、公平。

（七）是否向受试者明确告知其应当享有的权益，包括在研究过程中可以随时无理由退出且不受歧视的权利等。

（八）受试者参加研究的合理支出是否得到了合理补偿；受试者参加研究受到损害时，给予的治疗和赔偿是否合理、合法。

（九）是否有具备资格或者经培训后的研究者负责获取知情同意，并随时接受有关安全问题的咨询。

（十）对受试者在研究中可能承受的风险是否有预防和应对措施。

（十一）研究是否涉及利益冲突。

（十二）研究是否存在社会舆论风险。

（十三）需要审查的其他重点内容。

注：相较于 2007 版《涉及人的生物医学研究伦理审查办法》，新增第（十二）条。

**第二十一条** 伦理委员会委员与研究项目存在利害关系的，应当回避；伦理委员会对与研究项目有利害关系的委员应当要求其回避。

注：委员的利害关系回避是否可以理解为委员审查项目时的回避？

**第二十二条** 伦理委员会批准研究项目的基本标准是：

（一）坚持生命伦理的社会价值；

（二）研究方案科学；

（三）公平选择受试者；

（四）合理的风险与受益比例；

（五）知情同意书规范；

（六）尊重受试者权利；

（七）遵守科研诚信规范。

注：增加了"坚持生命伦理的社会价值，遵守科研诚信规范"。

**第二十三条** 伦理委员会应当对审查的研究项目作出批准、不批准、修改后批准、修改后再审、暂停或者终止研究的决定，并说明理由。

伦理委员会作出决定应当得到伦理委员会全体委员的 1/2 以上同意。

注：此处有异议，"全体委员"未明确是否是参会的全体委员。审查决定的表决定为全体委员的 1/2，即达到一半以上的意见即可视为决定。

伦理审查时应当通过会议审查方式，充分讨论达成一致意见。

注：此处模棱两可，是否杜绝了初始审查的快速审查方式？还是强调会议审查充分讨论达成一致意见。

**第二十四条** 经伦理委员会批准的研究项目需要修改研究方案时，研究项目负责人应当将修改后的研究方案再报伦理委员会审查；研究项目未获得伦理委员会审查批准的，不得开展项目研究工作。

对已批准研究项目的研究方案作较小修改且不影响研究的风险受益比的研究项目和研究风险不大于最小风险的研究项目可以申请简易审查程序。

简易审查程序可以由伦理委员会主任委员或者由其指定的一个或者几个委

员进行审查。审查结果和理由应当及时报告伦理委员会。

注：此处简单审查程序可以理解为快速审查。

**第二十五条** 经伦理委员会批准的研究项目在实施前，研究项目负责人应当将该研究项目的主要内容、伦理审查决定在医学研究登记备案信息系统进行登记。

注：再次提到医学研究登记备案信息系统，并针对项目的内容和审查决定进行登记。

**第二十六条** 在项目研究过程中，项目研究者应当将发生的严重不良反应或者严重不良事件及时向伦理委员会报告；伦理委员会应当及时审查并采取相应措施，以保护受试者的人身安全与健康权益。

**第二十七条** 对已批准实施的研究项目，伦理委员会应当指定委员进行跟踪审查。

注：此句是否理解为指定某个委员对项目跟踪进行负责制。

跟踪审查包括以下内容：

（一）是否按照已通过伦理审查的研究方案进行试验；

（二）研究过程中是否擅自变更项目研究内容；

（三）是否发生严重不良反应或者不良事件；

（四）是否需要暂停或者提前终止研究项目；

（五）其他需要审查的内容。

注：相较于2010版《药物临床试验伦理审查工作指导原则》关注过程中的研究实施情况，如年度/定期跟踪审查报告信息包括（但不限于）：

（一）试验的进展；

（二）受试者纳入例数，完成例数，退出例数等；

（三）确认严重不良事件及时上报，妥善处理；

（四）可能影响研究风险受益的任何事件或新信息。

关注点各有侧重。

跟踪审查的委员不得少于2人，在跟踪审查时应当及时将审查情况报告伦理委员会。

注：明确跟踪审查的委员不得少于2人，与第一句"指定委员进行跟踪审查"相对应，指定委员要将审查情况报告给伦理委员会，未明确规定跟踪审查需会审或快审。

**第二十八条** 对风险较大或者比较特殊的涉及人的生物医学研究伦理审查项目，伦理委员会可以根据需要申请省级医学伦理专家委员会协助提供咨询意见。

**第二十九条** 多中心研究可以建立协作审查机制，确保各项目研究机构遵循一致性和及时性原则。

牵头机构的伦理委员会负责项目审查，并对参与机构的伦理审查结果进行确认。

参与机构的伦理委员会应当及时对本机构参与的研究进行伦理审查，并对牵头机构反馈审查意见。

为了保护受试者的人身安全，各机构均有权暂停或者终止本机构的项目研究。

注：此处新增牵头机构伦理委员对参与机构的伦理审查结果进行确认，参与机构的伦理委员会反馈审查意见给牵头机构。

**第三十条** 境外机构或者个人与国内医疗卫生机构合作开展涉及人的生物医学研究的，应当向国内合作机构的伦理委员会申请研究项目伦理审查。

注：此处增加了境外机构或者个人申请合作的项目，此类项目开展前须界定负责损害赔偿的主次和比例，以及境外方如何进行理赔。毕竟相关法律只在本土生效。

**第三十一条** 在学术期刊发表涉及人的生物医学研究成果的项目研究者，应当出具该研究项目经过伦理审查批准的证明文件。

注：对于文章发表明确规定需获得伦理审批。

**第三十二条** 伦理审查工作具有独立性，任何单位和个人不得干预伦理委员会的伦理审查过程及审查决定。

注：独立性指工作上的独立性。

## 第四章　知情同意

**第三十三条**　项目研究者开展研究，应当获得受试者自愿签署的知情同意书；受试者不能以书面方式表示同意时，项目研究者应当获得其口头知情同意，并提交过程记录和证明材料。

**第三十四条**　对无行为能力、限制行为能力的受试者，项目研究者应当获得其监护人或者法定代理人的书面知情同意。

注：相对于之前泛指的儿童或未成年人，该处遵循法律术语的表达更加专业化。

**第三十五条**　知情同意书应当含有必要、完整的信息，并以受试者能够理解的语言文字表达。

**第三十六条**　知情同意书应当包括以下内容：

（一）研究目的、基本研究内容、流程、方法及研究时限；

（二）研究者基本信息及研究机构资质；

（三）研究结果可能给受试者、相关人员和社会带来的益处，以及给受试者可能带来的不适和风险；

（四）对受试者的保护措施；

（五）研究数据和受试者个人资料的保密范围和措施；

（六）受试者的权利，包括自愿参加和随时退出、知情、同意或不同意、保密、补偿、受损害时获得免费治疗和赔偿、新信息的获取、新版本知情同意书的再次签署、获得知情同意书等；

（七）受试者在参与研究前、研究后和研究过程中的注意事项。

**第三十七条**　在知情同意获取过程中，项目研究者应当按照知情同意书内容向受试者逐项说明，其中包括：受试者所参加的研究项目的目的、意义和预期效果，可能遇到的风险和不适，以及可能带来的益处或者影响；有无对受试者有益的其他措施或者治疗方案；保密范围和措施；补偿情况，以及发生损害的赔偿和免费治疗；自愿参加并可以随时退出的权利，以及发生问题时的联系人和联系方式等。

项目研究者应当给予受试者充分的时间理解知情同意书的内容，由受试者作出是否同意参加研究的决定并签署知情同意书。

在心理学研究中，因知情同意可能影响受试者对问题的回答，从而影响研究结果的准确性的，研究者可以在项目研究完成后充分告知受试者并获得知情同意书。

注：新增心理学研究可以在项目完成后获得受试者知情同意书。

第三十八条　当发生下列情形时，研究者应当再次获取受试者签署的知情同意书：

（一）研究方案、范围、内容发生变化的；

（二）利用过去用于诊断、治疗的有身份标识的样本进行研究的；

（三）生物样本数据库中有身份标识的人体生物学样本或者相关临床病史资料，再次使用进行研究的；

（四）研究过程中发生其他变化的。

注：对于第（二）、第（三）点，利用了有身份标识的样本，但在研究过程和结果申报或发表时去除了身份标识，是否可以豁免知情同意书的签署？

第三十九条　以下情形经伦理委员会审查批准后，可以免除签署知情同意书：

（一）利用可识别身份信息的人体材料或者数据进行研究，已无法找到该受试者，且研究项目不涉及个人隐私和商业利益的；

（二）生物样本捐献者已经签署了知情同意书，同意所捐献样本及相关信息可用于所有医学研究的。

注：此处理解为免除知情同意书签署。

## 第五章　监督管理

第四十条　国家卫生计生委负责组织全国涉及人的生物医学研究伦理审查工作的检查、督导；国家中医药管理局负责组织全国中医药研究伦理审查工作的检查、督导。

县级以上地方卫生计生行政部门应当加强对本行政区域涉及人的生物医学

研究伦理审查工作的日常监督管理。主要监督检查以下内容：

（一）医疗卫生机构是否按照要求设立伦理委员会，并进行备案；

（二）伦理委员会是否建立伦理审查制度；

（三）伦理审查内容和程序是否符合要求；

（四）审查的研究项目是否如实在我国医学研究登记备案信息系统进行登记；

（五）伦理审查结果执行情况；

（六）伦理审查文档管理情况；

（七）伦理委员会委员的伦理培训、学习情况；

（八）对国家和省级医学伦理专家委员会提出的改进意见或者建议是否落实；

（九）其他需要监督检查的相关内容。

**第四十一条** 国家医学伦理专家委员会应当对省级医学伦理专家委员会的工作进行指导、检查和评估。

省级医学伦理专家委员会应当对本行政区域内医疗卫生机构的伦理委员会进行检查和评估，重点对伦理委员会的组成、规章制度及审查程序的规范性、审查过程的独立性、审查结果的可靠性、项目管理的有效性等内容进行评估，并对发现的问题提出改进意见或者建议。

注：进一步明确两级监管的要求和内容。

**第四十二条** 医疗卫生机构应当加强对本机构设立的伦理委员会开展的涉及人的生物医学研究伦理审查工作的日常管理，定期评估伦理委员会工作质量，对发现的问题及时提出改进意见或者建议，根据需要调整伦理委员会委员等。

注：医疗卫生机构需建立伦理委员会考核监督机制。

**第四十三条** 医疗卫生机构应当督促本机构的伦理委员会落实县级以上卫生计生行政部门提出的整改意见；伦理委员会未在规定期限内完成整改或者拒绝整改，违规情节严重或者造成严重后果的，其所在医疗卫生机构应当撤销伦理委员会主任委员资格，追究相关人员责任。

第四十四条 任何单位或者个人均有权举报涉及人的生物医学研究中存在的违规或者不端行为。

## 第六章 法律责任

第四十五条 医疗卫生机构未按照规定设立伦理委员会擅自开展涉及人的生物医学研究的，由县级以上地方卫生计生行政部门责令限期整改；逾期不改的，由县级以上地方卫生计生行政部门予以警告，并可处以 3 万元以下罚款；对机构主要负责人和其他责任人员，依法给予处分。

第四十六条 医疗卫生机构及其伦理委员会违反本办法规定，有下列情形之一的，由县级以上地方卫生计生行政部门责令限期整改，并可根据情节轻重给予通报批评、警告；对机构主要负责人和其他责任人员，依法给予处分：

（一）伦理委员会组成、委员资质不符合要求的；

（二）未建立伦理审查工作制度或者操作规程的；

（三）未按照伦理审查原则和相关规章制度进行审查的；

（四）泄露研究项目方案、受试者个人信息以及委员审查意见的；

（五）未按照规定进行备案的；

（六）其他违反本办法规定的情形。

第四十七条 项目研究者违反本办法规定，有下列情形之一的，由县级以上地方卫生计生行政部门责令限期整改，并可根据情节轻重给予通报批评、警告；对主要负责人和其他责任人员，依法给予处分：

（一）研究项目或者研究方案未获得伦理委员会审查批准擅自开展项目研究工作的；

（二）研究过程中发生严重不良反应或者严重不良事件未及时报告伦理委员会的；

（三）违反知情同意相关规定开展项目研究的；

（四）其他违反本办法规定的情形。

第四十八条 医疗卫生机构、项目研究者在开展涉及人的生物医学研究工作中，违反《执业医师法》、《医疗机构管理条例》等法律法规相关规定的，由县级以上地方卫生计生行政部门依法进行处理。

**第四十九条** 违反本办法规定的机构和个人，给他人人身、财产造成损害的，应当依法承担民事责任；构成犯罪的，依法追究刑事责任。

注：增加法律责任。

## 第七章 附 则

**第五十条** 本办法自 2016 年 12 月 1 日起施行。本办法发布前，从事涉及人的生物医学研究的医疗卫生机构已设立伦理委员会的，应当自本办法发布之日起 3 个月内向本机构的执业登记机关备案，并在医学研究登记备案信息系统登记。

注：增加备案要求。

# 现实中怎样做到更好地保护受试者？

我将保守患者的秘密，即使患者已经死亡；

我将重视自己的健康、生活和能力，以提供最高水准的医疗；

我将用良知和尊严，按照良好的医疗规范来践行我的职业；

我将继承医学职业的荣誉和崇高的传统；

我将给予我的老师、同事和学生应有的尊重和感激之情；

我不会考虑患者的年龄、疾病或残疾、信条、民族起源、性别、国籍、政治信仰、种族、性取向、社会地位，或任何其他因素；

我将分享我的医学知识，造福患者和推动医疗进步。

——《希波克拉底誓言》

在美丽的花城广州的白云山脚下，有一所创建于革命炮火中的军队医院——南方医科大学南方医院。这是一所集医疗、教学、科研和预防保健于一体的大型综合性三级甲等医院。

在广州人的印象中，这是一家部队医院，它严谨的医疗让老百姓去那里看病会很放心。2016 年，这家医院在中国最佳医院排行榜中居第 15 位。

2017 年 11 月 3 日，小奇参加了由南方医科大学南方医院国家药物临床试验机构办主任许重远发起的"中国临床研究能力提升与受试者保护高峰论坛"。许重远也是临床研究促进公益基金理事。

说起受试者保护，小奇不禁想起了发生在他们临床试验机构的一幕。2015 年年底，许主任科室的一名同事在工作中恰巧遇到一个项目正在进行受试者随访，因为药厂（申办方）的系统出现问题，受试者暂时无法进行随访，受试者只能坐在那里等待，那天天气很冷，在等待过程中没有人去关心受试者的感受，或许是因为大家急着解决系统问题而忽略了受试者。

许主任的那位同事后来在日记里写道："当时我的脑海里浮现出两个问题：受试者是否愿意再次参加这样的随访？如果这种情况发生在我们的随访中心，应该怎么处理？"

一名临床研究从业者，能将受试者的感受如此细微地刻画出来，反映出他们时时将受试者放在心上，秉承着保护受试者的工作准则。在"中国临床研究能力提升与受试者保护高峰论坛"上，小奇重点聆听了许主任题为《临床研究受试者保护的过去、现在和未来》的报告，并将主要内容分享给我们的读者。

## 一、受试者权益永远第一位

我们的受试者为什么要了解临床研究发展的过去、现在和未来呢？许主任说，在新药临床试验中，受试者的权益永远是第一位的，比临床试验的科学性更重要。伦理委员会是确保受试者权益的核心，受试者虽然不能直接了解和接触医院的伦理委员会，但通过伦理委员会的努力，受试者权益得以极大保障。

许主任首先回顾了人类历史中一些令人伤痛的事情，这些惨痛的事件诞生了受试者保护规则。第二次世界大战结束后，在纽伦堡对德国战犯进行审判，这场对纳粹医生的审判主要核心在于是"执行命令"还是"反人道的"，从而诞生了《纽伦堡法典》。

1964年，世界医学协会颁布《赫尔辛基宣言》，到今天，该宣言已经过9次修订，规定了以人作为受试者的医学研究的伦理原则和限制条件。1974年，美国成立国家委员会，研究生物医学和行为研究中的受试者保护问题，并于1979年出台《贝尔蒙报告》。该报告基于美国联邦法规制定了保护受试者的伦理原则，界定了临床医疗与医学研究的界限，提出人体研究的3项伦理原则：对人的尊重、有益和公正。

许主任说，回顾历史是为了不要忘记伤痛，为受试者的明天做出更好的努力。现在全球各国对受试者保护都加强了许多。"受试者有三大保护神，它们是研究者、伦理委员会和知情同意书。一方面国家要有保护规则和措施；另一方面临床研究从业人员要有保护受试者的能力。" 许主任说。

## 二、知情同意颠覆家长模式

自我保护更多取决于知情同意书的内容和签署过程。这是临床决策过程中重要的环节。

许主任告诉小奇，知情同意颠覆了原来研究者"家长式"的模式，并赋予受试者参与决策的合法性和主体性。现在，签署知情同意书的过程亟待完善，这是由于研究者和受试者双方信息不对称、对知情同意法律规制不足造成的。签署知情同意书的过程很容易简化为一种"走过场"的程序，又重新滑向了"家长主义"模式。

许主任举了一个近年来备受业内关注的英国 Montgomery 案，这个案例是英国知情同意变迁历史上的标志性案例。案例的经过为：在 Montgomery v Lanarkshire Health Board 案例（缩写为 M 案）中，M 女士患有 1 型糖尿病，这会增加生育超重孩子的风险。患者矮小的身材将会使顺产增加并发症的风险，包括孩子肩膀难产（概率是 9%~10%）。在生产过程中，孩子的肩膀被卡住，医务人员实施必要且恰当的措施，但依然推迟了 12 分钟，导致缺氧与脑瘫（概率低于 0.1%）。M 曾对此表示担心，并认为如果医务人员告知这种风险，她将选择剖腹产。她的妇产科医生并未与 M 讨论肩膀难产的风险及剖腹产手术问题，由此引发了大讨论，最终产生了"伯勒姆标准"（Bolam Test）。

伯勒姆标准规定：如一名医生与按照类似情况下其他临床医生的处置保持一致，那么他的行为即使对患者造成伤害，也不会认定为过失。从伯勒姆标准到 M 案的判决表明，知情同意已从医务人员对推荐医疗方案潜在风险的告知义务转向患者知晓推荐医疗方案实质风险的权利。

许主任大胆地提出，在决策当中，受试者不应该再作为一个被动的接收者，而是一个更广义的消费者。知情同意从简单的"同意"发展到全面告知和签署同意，实际上是一个循序渐进的过程。

从《纽伦堡法典》到《赫尔辛基宣言》，知情同意一直在演变。随着现代医学的发展，知情告知已不能适应医疗技术的快速发展及现代医学复杂的疾病谱特点。

## 三、共同决策，一个理想模式

临床研究推进了新药研发，但我们的受试者真正了解这件事吗？他们在做出选择时是否有充分的判断力？知情同意会不会被一种更强大的模式和方式替代？

最近，"以患者为中心"的理念在国际上越来越多地被引入临床试验方案设计中。许主任认为，未来临床研究也要走向研究者和受试者共同决策的道路。什么是共同决策？即研究者和受试者作为双主体来参与临床研究和医疗决策，双方在信息层面全面交流。在制定试验方案时受试者充分参与讨论，并最终达成共识。之所以提出"共同决策"这种想法，在于临床试验最终的产品服务于患者，如果患者越早参与决策，医者就能更早体会患者的用药感受、体验和疗效。

"虽然这像是一个理想国，但共同决策将原有知情同意的模式引向更完整的决策过程，同时实现决策过程方式的改变，让研究者和受试者两个主体达到对等。"

在信息共享和传递上，医护人员除了告知信息外，还要了解患者的利益是复杂和多元的，不同患者有不同的利益诉求。因此，研究者和受试者共同决策的对话模式是对原来被动告知模式的升华。通过研究者和受试者之间的充分交流，受试者在医疗决策上最大限度地参与，能让研究者和受试者携手合作，做好临床研究。

## 四、现实中，我们怎样做到

研究者对医疗信息的掌握和传递处于强势地位，受试者不具备临床研究的专业知识，他们对病痛的接受程度不一样，对死亡、伤残和各种风险的认识也有很大差异。"同样的疾病在这位患者身上能接受，另一个患者和家庭却不能接受。在研究过程中还叠加着很多情感、悲伤及受试者家属的判断，所以知情同意过程是非常棘手和艰难的事情。"许主任说，这就是近年来造成研究者和受试者矛盾的主要因素。

让人欣喜的是，现在受试者在南方医院国家药物临床试验中心的随访中得到了很好的照顾。那里提供安静舒适的环境，当受试者检查和谈知情同意的时候，工作人员会轻轻关好房门，保护受试者隐私。

"我们要集思广益，利用现代手段和科技去科普受试者的知识，提升他们的能力。"他提出，未来阿尔法狗（AlphaGo）等人工智能机器人或许将成为受试者必要的新宠物，帮助患者搜寻所参加临床试验的知识和疾病领域治疗方案，帮助受试者判断决策。

这真是一个富有时代感的创意设想！小奇希望，阿尔法狗和类似的机器人会为我们的伦理委员会助一臂之力，大家尽情地畅想未来吧！

致谢：临床研究公益基金"小奇"采编

# 生物等效性试验方案中伦理审查和项目执行所关注的问题及案例分析

生物等效性（BE）试验是评价仿制药与原研药质量和疗效一致性的关键研究。BE 临床试验的数据需提供给国家药品监督管理局（NMPA）进行审查，以此作为决定该药上市与否的重要依据。临床试验方案设计的优劣直接关系到试验能否达到预期目标、试验结果是否准确可信、结论是否可靠，从而直接影响生物等效性临床试验的成败。科学、详尽、清晰的临床试验方案，应该包括试验药物简介、试验目的、入选和排除标准、药物的用法用量、受试者选择、样本量估算、数据管理和统计方法等相关方面的内容。本文对近年来伦理委员会在审查 BE 临床试验方案和 I 期病房在临床试验方案操作过程中需关注的问题进行探讨，分析注意事项，明确解决办法，为 BE 临床试验的规范运行提供依据，保证临床试验方案设计的科学性、临床试验的质量，切实保护受试者权益。

## 1 试验设计不合理

### 1.1 清洗期设置不合理

**案例 1**：某药人体生物等效性研究，该药清除半衰期为 128~149 h，试验方案设计清洗期为 3 周。

生物等效性试验一般采用交叉试验设计。在采用交叉设计的研究中，为避免药物的残留效应，试验设计要保证有足够的清洗期以确保每个周期开始时药物浓度接近于零或可忽略。

2016 年《以药动学参数为终点评价指标的化学药物仿制药人体生物等效性研究技术指导原则》规定清洗期应不少于药物的 7 个半衰期，欧洲药品管理局（EMA）规定不少于 5 个半衰期[1]。上述研究以药物最长清除半衰期 149 h 计算，清洗期至少应设计 31 d，方案中清洗期设计为 3 周，无法保证第 1 周期服用的药物在体内清除完全。部分研究，如检测物含有主要代谢物，清洗期的设计还需要考虑代谢产物的半衰期。以替格瑞洛为例，根据替格瑞洛（商品名：倍林达）的说明书显示，口服替格瑞洛后，替格瑞洛及其主要代谢物 AR-C124910XX 的终末消除半衰期分别约为 7 h 和 9 h。以两者中半衰期较长的 AR-C124910XX 的半衰期计算清洗期，清洗期超过 63 h 基本可以保证第 1 周期的研究药物在人体内全部清除，可以消除两制剂的互相干扰，避免第 1 周期内的处理对第 2 周期的影响。如果研究药物为复合制剂，清洗期的设置则要考虑各个药物成分的半衰期。此类问题需要在方案讨论时认真讨论，避免清洗期设置不合理的情况。伦理审查时对清洗期的设置也会特别关注，应引起足够的重视。

## 1.2 采血点设计不合理

案例 2：某药人体 BE 研究，$T_{max}$ 约为 6 h，该药及其主要活性代谢产物药物——葡萄糖苷酸结合物在健康受试者体内的消除半衰期约为 22 h，采血点设计为 0 h（给药前 60 min 内）和给药后 0.5、1.0、1.5、2.0、2.5、3.0、3.5、4.0、5.0、6.0、8.0、10.0、12.0、24.0、36.0、48.0、72.0 h 共 18 个时间点，预实验结果显示，10 例中有 2 例在给药后 0.5h 即达到 $C_{max}$。

采样点的确定对药代动力学研究结果具有重大的影响。根据《化学药物制剂人体生物利用度和生物等效性研究技术指导原则》（2005 年版）要求[2]，一个完整的血药浓度 – 时间曲线应包括药物各时相的采血点，即采样点应包括给药后的吸收相、峰浓度附近和消除相。一般在吸收相至少需要 2~3 个采血点，峰浓度附近至少需要 3 个采血点，消除相至少需要 3~5 个采血点，一般不少于 11~12 个采血点。根据《以药动学参数为终点评价指标的化学药物仿制药人体生物等效性研究技术指导原则》（2016 年版）[1]，建议每个周期采样 12~18 个采血点。采样持续时间应有 3~5 个消除半衰期，或持续到血药浓度为 $C_{max}$ 的 1/20~1/10。除可用 $AUC_{0-72 h}$ 来代替 $AUC_{0-t}$ 或 $AUC_{0-\infty}$ 的长半衰期药物外，

$AUC_{0-t}$ 至少应覆盖 $AUC_{0-\infty}$ 的 80%。该药正式试验根据以上法律法规及上述预实验结果，增加给药后 10、20 min 采血点，去掉 3.5 h 采血点，吸收相至少取 2~3 个点（10、20 min 和 0.5、1.0、1.5 h），峰浓度附近至少取 3 个点（2.0、2.5、3.0、4.0、5.0、6.0、8.0 h），消除相至少取 3~5 个点（10.0、12.0、24.0、36.0、48.0、72.0 h），共 19 个时间点，采血持续了 5 个以上半衰期，可以满足吸收相、峰浓度附近和消除相的采血点要求。

## 2 试验对象选择不合理

BE 临床试验通常为非治疗目的，根据 EMA 和美国食品药品监督管理局（FDA）的建议，优先选择健康志愿者作为受试者进行 BE 试验，但出于安全性原因，也可选择患者作为试验对象。受试者作为研究的主体，样本选择上应具有代表性，明确纳入标准、排除标准、剔除标准，以确保研究对象的同质性。只有符合入选标准且不符合排除标准的受试者方可入组。入排标准应尽量明确，避免入选本不应该进入研究的患者，也要避免过于严格的标准造成受试者入组困难或失访。

### 2.1 入选标准过于严格或不明确

入选标准作为能够入组的基本条件，除满足诊断要求，还需考虑受试者年龄、性别、种族等因素。由于中西方人群的差异，因此，在设置入选标准时应充分考虑国内的人群特点。

#### 2.1.1 对身高体重规定过于严格

**案例 3**：某生物等效性研究，入选标准规定"健康男性及女性受试者，体重 >50kg，19 kg·m$^{-2}$ ≤ 体重指数（BMI）≤ 26 kg·m$^{-2}$"。

该研究规定受试者体重需大于 50kg，在国内，部分女性虽可满足 BMI 的要求，但是由于身高较矮，无法满足体重要求；满足体重要求的女性，BMI 在正常偏大范围内，引起入选偏移。在不影响研究质量的前提下，可将入选标准修改为"男性体重不低于 50.0 kg（含），女性体重不低于 45.0 kg（含）"，纳入体重及 BMI 达标的健康女性。

### 2.1.2 对健康状况和避孕情况的控制

入选标准还需对受试者健康状况、避孕情况等做出要求：①对受试者健康状况的要求，如无重要既往病史，体格检查、实验室检查等经研究医师判断为合格或异常无临床意义者；实验室检查异常值的判定以各病种的指导原则作为参考。②对避孕的要求，如受试者从试验筛选至研究药物最后 1 次给药后一段时间无生育计划且能采取有效避孕措施。为避免因受精卵着床较晚出现妊娠试验假阴性而入组的情况，建议女性受试者从试验筛选前 2 周即开始采取有效的避孕措施。

### 2.1.3 对受试者充分知情的控制

受试者试验前均需签署知情同意书，并对试验内容、过程及可能出现的药物不良反应充分了解，能够按照试验方案要求完成试验。为保证受试者充分知情，可在知情同意书的签署页设置问卷，由受试者自主进行判断，如受试者完全知晓，方可进行后续的筛选。

## 2.2 排除标准不明确

排除标准应基于安全性方面的考虑，排除可能会对试验的开展、试验结果造成影响的受试者人群。食物药物过敏、吸烟及酗酒、重大疾病、药物滥用、妊娠等均需包含在排除标准中。但在方案设计过程中，如果不是十分明确，会给伦理审查和方案执行带来歧义。

### 2.2.1 疾病史规定过于笼统

**案例 4：**某 BE 研究，排除标准包含"健康状况：有神经系统、精神系统、呼吸系统、心血管系统、消化道系统、淋巴系统、内分泌系统、骨骼肌系统疾病和代谢异常等病史及有重要脏器疾病史者"。

排除标准是在符合入选标准基础上排除其他不满足试验要求的情况，是入选标准的补充。排除标准过于笼统，可操作性差。上述研究提到的具有"神经系统、精神系统、呼吸系统、心血管系统、消化道系统、淋巴系统、内分泌系统、骨骼肌系统疾病和代谢异常等病史"的受试者需要排除，由于排除标准中未规定既往疾病的严重程度，部分研究者认为凡是有上述系统疾病史，即便是既往患有肺炎、阑尾炎等可治愈疾病史的受试者均需要排除，部分研究者认为只有有严重疾病史的受试者才需要排除。研究者对排除条件的理解不同，会造成本不应该入选的患者进入临床试验。

### 2.2.2 影响药物吸收和代谢的因素应细化

如有其他急性或慢性疾病，或有吞咽困难者应排除。如试验药物经肝药酶代谢，受试者服药前应注意避免食用对 CYP450 酶有抑制或诱导作用的食材，因此，在服用试验药物前 48 h 内摄取了影响代谢酶的食物的受试者也需排除。为避免药物相互作用，如受试者在服用试验药物前 14 d 内服用了任何药物则均需排除。此条款应尽可能列明对试验药物代谢有影响的药物和食物的名称，伦理审查委员和研究者也会认为不明确大部分具体药物或食物，可操作性不强。

### 2.2.3 对"3个月内参加过临床试验"的理解

为保护受试者安全，部分试验把"3个月内参加过任何临床试验者"作为排除标准，但是在执行过程中，部分受试者仅参与筛选，最终没有入组，不应包含在此范围内，因此，在筛选前 3 个月内服用了其他临床试验药物或仍处于其他临床试验药物的半衰期的 6 倍时间内者需排除，建议把此排除标准改为"3个月内服用任何试验药物者"。

## 3 高脂餐的设置不合理

**案例 5**：某喹诺酮药物 BE 试验，西餐餐谱中有牛奶，中餐餐谱中有豆制品或菠菜。

该药物说明书及文献报道表明，含钙、镁、铝或铁的药物或膳食补充剂会降低该药的治疗效果，口服喹诺酮类药物前后 2 h 内又服用含有多价阳离子（钙、铝、镁、铁、锌）的食物，喹诺酮类药物的最大血清浓度可以减少25%~90%[3-4]。牛奶和豆制品中均含钙离子，菠菜中含铁离子，虽然饮食中的离子含量较低，但是为了避免阳离子的干扰，在设置餐谱时，应尽量避免含上述阳离子的食物。

其他对饮食有特殊要求、不能遵守统一饮食者应予以排除，如对标准食物不能耐受者或不能耐受高脂餐，特别是高脂餐中含有奶制品而受试者对乳糖不耐受或 / 和有罕见的遗传性半乳糖不耐受、Lapp 乳糖酶缺乏或葡萄糖 - 半乳糖吸收不良者等。同时，饮食方面还需考虑到受试者的宗教信仰对饮食的特殊要求。

每个试验可根据试验药物的特点按需增加其他排除标准，如药物有肝肾毒性，则可设置部分实验室检查值排除范围，如肌酸酐清除率（CrCl）、谷丙转氨酶（GPT）、谷草转氨酶（GOT）等。此外，研究者判断不适合参加该试验的受试者也需要排除。

## 4　样本量估算不准确

案例 6：试验方案中缺少样本量的计算，仅根据《化学药物制剂人体生物利用度和生物等效性研究技术指导原则》中关于受试者例数的要求："对于目前的统计方法，18~24 例可满足大多数药物生物等效性试验样本量的要求。"BE 试验纳入 24 例健康受试者。

BE 试验评价中样本量的估算是一个比较复杂的问题，也是方案设计中的一个重要环节。科学、合理地对样本量进行估算，不仅可以避免由于样本量过少引起的假阴性结果，还能有效减少人力、物力、财力和时间的浪费，达到预期研究结果[5]。根据国家药品监督管理局发布的《生物等效性研究的统计学指导原则》（2018 年第 103 号），交叉设计的样本量需考虑以下几个因素：①检验水准 α，即第 I 类错误出现的概率（假阳性概率），α 值越小，样本量越大，反之则越小，通常取双侧 0.1（双单侧 0.05）；②检验效能，又叫把握度（Power of Test），为 1–β，β 为第Ⅱ类错误出现的概率（假阴性率），一般取 β =0.1 或 0.2，通常检验效能至少为 80%；③个体内变异系数（CVw%），可通过国内外文献报道或预试验结果进行估计；④几何均值比（GMR）；⑤等效性界值。平行组设计的样本量估计可参考一般连续型变量的样本量计算公式。样本量除了满足统计学要求外，还要符合法规要求。在一项 BE 试验中，可评价的受试者数目不应少于 18 例[6]。

估算的样本量通常是研究的最低需要量，还要考虑受试者中途脱落、失访、退出试验等情况的发生，因此，试验进行时还需要适当增加 10%~20% 的样本量。高变异药物 BE 研究，在相同的样本量估计参数设置下，4 周期交叉设计所需的样本量低于 3 周期交叉设计[7]。以利伐沙班为例，试验设计采用 4 周期、单剂量、完全重复交叉，以药代动力学参数（AUC，$C_{max}$）为主要分析指标，假定单侧 α =0.05，β =0.1，Intra–CV=21%，受试药物与参比药物生物等效的把握度为 0.9，受试制剂和参比制剂的几何均值比值（T/R）为 0.9，生物等效区间为 80.00%~125.00%，用 PASS（version14.0.7）软件计算，$2 \times 2$ 试验样本量为 55 例，$4 \times 2$ 试验样本量为 28 例。综合考虑受试者的脱落风险，空腹 / 餐后试验至少应入组 30 例受试者。伦理委员会在审查方案时也会首先查看样本量是否是通过统计学估算的，否则一般会修改后重审，因此，样本量估算必须引起足够的重视。

## 5 方案的规范性问题需要特别注意

案例 7：某方案在某机构伦理委员会审查时发现方案中出现别的Ⅰ期临床研究中心的名字，方案摘要的部分数据与正文不一致，采血量计算不准确，排版出现低级失误（上下标没有标注正确、文中出现乱码、语句不通顺、直译国外文献、标点符号不合适等）。

在伦理委员会委员看来，一个临床试验方案的完整、规范代表研究者和申办方对临床试验的重视程度，因此，务必不要仓促递交，在制定方案的时候务必认真核对，注意逻辑性，尽力要求各方组织方案讨论会议进行细致讨论，以防止不能顺利通过伦理审查延误排期。

## 6 讨论

BE 试验是新药研发过程中评价药品质量、安全性和有效性的重要手段。试验方案的设计既要达到安全性评价要求，也要满足有效性评价的需要。这就要求研究人员不但要具备药学专业知识和统计学相关知识，还需熟知各项法律法规。只有关注试验设计的各个环节，不断完善细节，才能提高临床研究质量，为评价药物的疗效和安全性提供依据，同时能获得时间上的优势，起到事半功倍的效果。

（参考文献略）

# 研究中心认证 or 备案，唯独受试者不能辜负

医生没有必要都会做临床研究，但是从事临床研究的医生，必须会做、做好临床研究！

传统的大型公立医院面对新变化，也没有无动于衷，有着丰富临床研究经验的南方医科大学南方医院药物临床试验中心主任许重远说出了他的看法。

## 一、受试者保护永远第一位

"在新药临床试验中，受试者的保护永远第一位，比临床试验的科学性更重要。"许主任曾说过这样一句话。此次临床研究机构备案制的实施，他也首先关注受试者的保护。

因此，在选择未知风险因素比较多的项目时要谨慎。对此，新的《药物临床试验机构管理规定》第 15 条也做出了要求："新药 I 期临床试验或临床风险较高需要临床密切监测的药物临床试验，应当由三级医疗机构实施。疫苗临床试验应当由三级医疗机构或者省级以上疾病预防控制机构实施或者组织实施。"

近年创新药研发在中国发展快速，全国临床研究机构各阶段试验业务量的增多，更多来自创新药。备案制下涌现了很多 I 期临床研究中心，它们大多建设时间短，经验不足，承接 BE 项目问题不大，但应对创新药 I 期试验有可能对受试者保护不够，甚至会出现很大的风险事故，因此，临床早期的风险控制要慎之又慎。

相比而言，大型医院资历丰富的 GCP 机构对待 I 期项目的经验则相对丰富得多，包括急救场所和 ICU 病房等设备、设施和条件会更完备。许主任指出，随着创新药研发的快速推动，受试者保护意识的加强，普通民众还是更愿意相信大型医院的综合救治能力和重症抢救能力。

而在服务意识上，为了能让受试者有更好的体验感，不论是在受试者接待和体现枝末节的关怀，还是在温馨的服务场地方面，南方医院临床试验中心都做足了功课。"我们起步很早，未来还会升级扩容和提速，有更好的场所条件及更好的服务。"许主任说。

## 二、提升服务，尽早布局

谈到来自私立医院临床研究中心的冲击，许主任认为，私立医院的加入带来了挑战。不过，他也认为真正的竞争为时尚早，而应该多去想想如何融合促进。"未雨绸缪，有竞争意识、忧患意识是好事，能让我们提升服务、尽早布局。"

实施备案之后，会有一些医院加入，但起步阶段的医院一开始要达到和大型公立医院一致的起跑线和高度，还需要付出更多努力。毕竟经验丰富的研究者都是在大医院培养起来的，新机构还需要扎实地培训和在实践中经受考验。

尽管新的《药物临床试验机构管理规定》对研究机构设立了门槛，对研究者有了详细要求："掌握药物临床试验技术与相关法规，能承担药物临床试验的研究人员；其中主要研究者应当具有高级职称并参加过 3 个以上药物临床试验。"

但许主任认为还是要客观看待："主要研究者参加过 3 个项目的要求标准没有明细条款，很笼统，毕竟准入的门槛降低了，因此，新的研究中心在承接新项目时，还需要增加外援的力量，要有更多保驾护航的人来保障项目的实施质量和风险的防控。"

相比之下，大型公立医院病种齐全，病源丰富，针对各类疑难复杂病情的先进治疗方案和处理经验也多，为项目开展和受试者招募做了足够的储备。硬件资源配置过硬，立项审批和伦理流程完善，加之前期准备充足，经验丰富，试验项目能够得到全面推进。

另外，谈及国外临床研究的主力军大多是私人医院，许主任认为，国情不同，需要区别审视对待。国外的分级诊疗制度已非常完善，多年规范化培训下医生的水平在国外差异不大，国内大型医院的医生医疗经验丰富，医疗水平不拖临床研究的后腿，而很多小型医院的综合救治能力与经验不足，还有提升的空间。

## 三、患者在哪里，临床研究就在哪里

面对备案制，南方医院临床试验中心已经意识到服务理念需要转变，同时一直致力于一站式、一体化 GCP 综合技术服务平台的建设。许主任说："首先，我们会切换管理思路，延续原来的质量和经验优势，持续去拔高发展，不论是服务理念还是研究质量；其次，GCP 平台的构建和研究效率都已有质的飞跃，和原来的机构相比，机制上、技术上都更有质量保证，让申办方感到除了专业性，在效率上也会提升。"

"同时还要重视人才的培养和管理。"许主任补充到。受试者有"三大保护神"，它们是研究者、伦理委员会和知情同意书。排在第一的就是研究者，临床研究从业人员要有保护受试者的能力。

如何提升研究者能力？许主任提出要引入绩效考评机制，将项目质量通过信息化平台与智能化系统客观记录纳入考评，让研究者更珍惜和重视项目经验，同时将试验项目纳入职称评审，鼓励和激励研究者更多地承接项目。另外，老一辈资深 PI 可以以老带新，鼓励一些学科亚专业的建设，将项目慢慢过渡到中青年的骨干，使更多优秀的中青年 PI 榜样脱颖而出。

未来，南方医院 GCP 平台建设还会进一步与基层医院展开合作。"大多数慢病和普通患者都分布在基层医院，GCP 平台要植入基层，实现分工互补和数据共享，如与下级医院进行专科联盟和合作，开展远程会诊，再联合起来做临床研究。"

最后，许主任说，患者在哪里，研究就在哪里，临床研究的开展永远离不开受试者。

# 守护生命重托，为受试者竖起安全盾牌

在古代，有李时珍尝百草以辨药性、药理，编写的《本草纲目》拯救了无数的生命。在现代，新药的不断问世，为一个又一个曾经的绝症带来转机。

"海豹儿"的悲剧，让药品研发走向更加科学有效的监管。在药品上市之前，需要经Ⅰ期、Ⅱ期、Ⅲ期临床试验，验证药品的安全性与有效性。

随着国家监管越来越严格，相关机构法规对于受试者的保护更加完善。首期《临研家》栏目，邀请到中国药学会药物临床评价研究专委会主任委员、"中国临床研究能力提升与受试者保护高峰论坛"（CCHRPP）发起人许重远教授，为行业分享临床研究受试者保护的发展历程和方向。

## 一、受试者是新药研发的重要基石

临床试验助推新药研发，临床试验离不开受试者，他们是新药创新的合作伙伴，受试者的保护永远第一位。在市面上流通的每一种药品的背后，都有受试者在默默付出，为我们的安全用药与生命健康撑起一把保护伞，他们是临床试验中最值得尊重、最有奉献精神的人。他们需要更多来自社会、家庭的认可，尤其在早期临床试验的高风险项目中，受试者承担的风险大，出现不可逆的伤害概率大，需要对他们给予更多的关怀、社会认可和表彰。

## 二、强化受试者保护，他们不应该是被动接受者

受试者不具备医学和临床研究的专业知识，他们对病痛的接受程度不一样，对死亡、伤残和各种风险的认识有很大的差异。伦理委员会、知情同意书、研究者作为受试者的"三大保护神"，在临床试验开展的过程中确保着受

试者的权益和安全。在美国，有 AAHRPP（人体研究保护体系认证协会）这样独立的非营利组织致力于整个临床研究体系的保护机制建设，并能提供第三方的行业认证。2015 年，许教授牵头发起了"中国临床研究能力提升与受试者保护高峰论坛"（CCHRPP），致力于我国药物人体试验与临床研究中受试者的权益与安全保护。

## 三、提高受试者的安全感，走向共同决策

由于研究者与受试者的信息不对称，过去受试者参与临床试验的关注度、信任度、参与度低。未来通过建立社会组织、公益团体，提供专业知识和充足的资讯，提高受试者参加临床试验的安全感，有助于研究者和受试者之间携手合作，做好临床研究，走向共同决策的发展模式。

通过共同决策，实现医患间更充分、对等的交流，进一步推动受试者的保护。因为临床试验最终的产品服务于患者，如果患者越早参与决策，研究者 / 医生就能更好地得到患者配合，更早了解到受试者的用药体验，包括安全性和疗效的信息，为临床试验工作提供有力支持。

## 四、结语

临床试验是推动人类健康事业发展的重要手段，随着临床试验规范的要求不断提高，我们有责任去不断提升临床试验的能力和水平，保护好每一个受试者的安全，这需要临床试验各方包括社会各界共同为之努力。

# 医学领域的利益冲突及其应对策略

当专业判断或行动可能受私人或个人利益影响，产生个人、经济或专业利益时，就可能存在利益冲突（Conflict of Interest，COI）。利益冲突普遍存在，因此加强利益冲突的管理尤为重要。《美国医学会杂志》（JAMA）于 2017 年 5 月 2 日以"利益冲突"为主题发表专栏，为管理利益冲突提供了思路。笔者将针对该专栏做一简要翻译和介绍。

## 一、利益冲突的定义与常见类型

1. 定义

凡是可能给临床实践和医学研究带来偏倚或伤害，或公正性缺失等风险的行为，无论偏倚乃至伤害是否客观出现，都定义为利益冲突。

2. 经济利益冲突

通常提到利益冲突时一般是指经济利益冲突。主要表现为：企业和商业公司为达成商业目的，以付费、馈赠等方式的利益输送。

3. 非经济利益冲突

当前，美国在利益冲突方面的研究主要侧重于经济方面。虽然经济利益冲突对科研结果和临床决策等方面的影响毋庸置疑，但仅从经济方面考虑利益冲突的相关问题是不全面的。申请基金、成名、发表论文的压力等造成的非经济利益冲突也是造成偏倚的重要因素，而这些因素都是难以被评估的。

## 二、利益冲突的常见表现

在营养学研究领域，经济利益冲突带来严重偏倚甚至误导的现象一直存在。美国国立卫生研究院及美国农业部为营养科学提供的研究经费相对不足，因此研究相关支持主要来源于食品产业。然而，食品产业赞助可能给营养学研究带来偏差，存在得出的结论与实际结果不符的情况。一些企业的利润依赖小部分的不健康食品，关注短期利益。由食品产业赞助的营养学研究得出支持该产业结论的可能性远远高于其他研究。与其说这些是科研成果，不如说是广告营销。

医生与企业常常会产生利益相关性，包括为医疗产品站台或接受企业的赠礼、宴请和再教育等。美国国会通过医生报酬阳光法案，要求商业公司公开任何大于等于 10 美元的利益输送。2015 年，企业在 60 万医生中平均付出 156 美元。经济利益冲突广泛存在于医生诊疗、维护公众健康、做研究、写指南、提供政策咨询等工作中。自 2013 年以来，超过 80 万美国医生被指接受企业费用，这意味着几乎整个医学界都与企业有着或多或少的关联。医生与企业的关系很复杂，因此，在保证信任和诚信的基础上，对多方利弊关系的理性权衡是最关键的。

那么，钱的数额大小是否重要？美国联邦政府的公开收入数据库（Open Payments Database）将医生从企业获取的讲课费、差旅费、经费和礼物等收入公开，所以数额庞大的款项和由此引发的偏倚和不良影响会受到更多的关注。但是，人们往往低估了比较小量的经济关系的影响，因为当收到小礼物时，设法回报的感情的力量是很强的。而根据社会科学和营销文献显示，小礼物也会使接受者产生亏欠感，从而诱发无意识的感激之情和报答行为。

## 三、利益冲突的应对策略

主观因素让临床实践与医学研究更复杂，也带来偏倚，人性弱点驱动 COI 无处不在。众多关于政策、规范、研究的 COI 聚焦在商业利益，一些机构已经建立量化规则来监管它。然而，预设立场、过度自信带来的偏倚也极为严重，申请基金、成名或发表论文的压力也带来真切的 COI，都很难被衡量或评估，同时要充分认识商业之外的 COI。

首先，公开是处理利益冲突最常见、最重要的策略。为了维持公众信任，医生都应尽量公开利益冲突，但也要注意保护个人隐私，注意由此带来的增加不必要的伦理考虑、缺乏个性化应对、阻碍研究多样性等问题。政府应联合企业、学术界、非营利组织，尽量保证学术的独立性。

其次，鉴于研究偏倚客观存在，部分可通过改进实验设计和实施方法被弱化，如随机化、双盲化是减低临床研究偏倚的常用方法。

最后，要充分认识非经济利益冲突，因个人信仰或经验、虚荣心、学术竞争及理论研究方法等造成的非商业利益冲突也是偏倚的重要产生因素，应考虑减少学术排名、学术成就与激励挂钩等。鼓励同行评议，改进研究设计，为受试者提供生物统计咨询服务等也是有效举措。

# 受试者招募和临床研究的灰色地带

受试者的入组速度一直是临床研究中最受关注的问题之一，很多公司的临床研究风险管理计划都将受试者入组困难列为一大风险。入组速度太慢，入组时间太长，会显著增加临床研究的费用，也延迟了产品上市的时间，甚至有些项目就是因为入组太困难而半途而废，可见受试者的入组速度在临床研究中的重要性。

基于以上原因，一些专门负责受试者招募的公司应运而生，同时，很多SMO公司也开始开展受试者招募的业务。这些公司声称自己拥有相应的平台和网络，能够为研究者推荐受试者，并且根据推荐的数量或推荐成功的数量，由申办方给招募公司支付相应的费用。

这种招募公司的工作模式，难免会让人担心合规的问题。这种担心主要来自以下两个方面：一是招募公司的人是否有权了解受试者的私人信息；二是是否可以直接给推荐医生支付推荐费用。

首先谈受试者私人信息的问题。根据ICH GCP的13条基本原则的第3条规定：对受试者权力、安全性、福利的考量，要优先于对科学性和社会性方面的考量，是最重要的考量。同时也在第11条基本原则中规定：要根据有关的法律法规，尊重受试者的隐私权和保密规则，对那些能够鉴别出受试者身份的保密信息应该进行保护。所以，一般情况下只有受试者的医护人员可以了解到受试者的身份信息，而其他的人员不应该获取受试者的身份信息。

现在一些招募公司的做法是直接同其他医院的医生取得联系，获得其他医院医生的同意，掌握受试者的信息，再将这个潜在的受试者推荐给研究者，甚至有的招募公司还会对受试者进行初步的筛选。这就会产生受试者隐私权方面的风险，因为受试者的私人信息被泄露给了招募公司的人员。虽然招募公司也可以事先让潜在的受试者签署知情同意书，但是目前还没有相关的法律法规或指导原则来对这种程序进行规范。

但有一点要求是在 ICH GCP 中已经进行了明确规定的。根据 ICH GCP 3.1.2，受试者招募的程序是需要经过伦理委员会批准的。4.4.1 中也规定，研究者必须得到了伦理委员会对于受试者招募程序的批准以后才可以开展临床研究。5.11.1 中对申办方也进行了同样的要求。所以，招募公司进行的招募程序需要得到伦理委员会的批准。如果在没有伦理委员会批准的情况下就进行受试者的招募，是有风险的。

有的申办方认为，自己将临床研究项目委托给了 CRO 公司，CRO 公司再使用招募公司，申办方不用对招募公司的行为负责。这种理解也是错误的。根据 ICH GCP 的 5.2.1 中规定："申办方可以将与研究有关的职责和功能部分或全部转包给 CRO 公司，但申办方最终对研究数据的质量和完整性承担责任。"同时，在 5.2.2 中还明确提到："对所有委托给 CRO 的研究相关的职责和功能，申办方应该保证进行监督。如果 CRO 将部分职责和功能再转包给其他公司，申办方也承担监督的责任。"所以，采用外包的方式来转嫁责任是不可行的。申办方最终需要对招募公司所发生的所有不合规行为负责。

另一个是付费问题。招募公司一般都会付给推荐患者的医生一定的费用，否则医生就没有帮助招募公司推荐患者的动力。但是这样做也是有风险的。从财务的角度看，一般需要招募公司同推荐医生之间有劳务合同，才可以进行付费并代扣代缴个人所得税。但是，由于医生是医院的全职员工，医生与招募公司签订劳务合同是需要经过医院批准的。医院一般不会批准，医生一般也不愿意在不告知医院的情况下签署这样的合同。如果是由招募公司将费用以奖金的形式发放给招募专员，招募专员再私自付给推荐患者的医生，是不合规的。

所以，对于招募公司的使用一定要谨慎，需要评估各方面的风险，制订相应的风险管理计划。

国外有通过网络平台进行受试者招募的。他们将临床研究信息公布在网站上，为愿意加入临床研究的患者提供便利，在对患者隐私权进行充分保护的前提下，这也许是一个好方法。

现在，机构认证已经取消，二甲及二甲以上的医院都可以开展临床研究，这对缓解受试者入组的压力是一件好事情，更有利于在合规的情况下加速受试者的入组。受试者入组的最重要的动力是对研究者的信任，研究者的表现才是决定受试者入组速度的关键所在。

# 致敬受试者

2020 年是值得铭记的一年，也将是载入医药发展史的一年。

4 月 2 日，新冠病毒疫苗 I 期临床试验的 108 位受试者完成接种，首批 18 位志愿者结束隔离观察，回归正常生活。为此，人民日报发表题为《谢谢你们！首批新冠疫苗志愿者结束隔离观察，CT 结果出来了》的文章。这可能是第一次媒体拿出重要版面，感谢受试者参加试验，并赞誉他们的奉献精神和敢于冒险的壮举。这是临床试验史上的一个里程碑。

本次新冠病毒疫苗 I 期试验的健康志愿者中，从 60 后到 00 后都有，老师、大学生、退伍军人、创业者、企业管理者，职业不一。文中重点描述了两位愿意公开姓名的志愿者。36 岁的渔具店老板陈凯，在网上看到招募信息后马上报名。他说：作为一名普通武汉人，就想能在抗击疫情中贡献一分力量。这次机会来了，带着一颗勇敢的心，陈凯撸起袖管，接种了一剂疫苗。另一位是 80 后女性志愿者靳官萍。事后她感慨地说，"就像做了一场梦"，"当 CT 可以看到结果，我们的双肺纹理清晰，非常正常！"欢欣之情溢于言表。她回忆当时的想法非常单纯，这个事情总要有人去做，而刚好我可以。

3 月 30 日，本次试验的主要研究者、中国工程院院士陈薇看望志愿者们，并为首批结束隔离观察的每位志愿者颁发了"感谢状"：感谢您作为志愿者参与"重组新型冠状病毒疫苗 I 期临床研究"，圆满完成疫苗接种和疗养观察，对您的大爱表示诚挚的感谢和崇高的敬意！

时间回到 2 月 25 日，药研社《临研家》栏目首期报道"中国临床研究能力提升与受试者保护高峰论坛"（CCHRPP）发起人之一许重远教授的专访，以"守护生命重托，为受试者竖起安全盾牌"为题，许教授畅谈了临床研究受试者保护的发展历程和未来方向。许教授提出，受试者是新药研发的重要基石和合作伙伴，临床试验离不开受试者，他们为社会的安全用药与生命健康撑起一把保护伞，他们是临床试验中最值得尊重、最有奉献精神的人。许教授进一步提出，受试者需要来自社会、家庭的认可，尤其在早期临床试验的高风险项目中，受试者承担的风险大，出现不可逆伤害的概率大，需要更多人为他们撑起一把保护伞，更需要社会对他们给予更多的关怀、认可，乃至表彰。未来通过建立社会组织、公益团体，提供专业知识和充足的资讯，提高受试者参加临床试验的安全感，走向研究者与受试者共同决策的发展模式，进一步推动受试者的保护。这需要临床试验各方包括社会各界共同为之努力，这也是 CCHRPP 一直倡导的宗旨和初心。

医学前行的每一步，都有受试者（健康志愿者和患者志愿者）的贡献！志愿者们承担了个体风险，积极参与临床研究，直接推动新药 / 医疗器械 / 疫苗等的上市，使得更广大的人群获益，这就是"我为人人"的现实路径，这就是中华文明中利他和公益精神的生生不息。向受试者致敬！

2020 年，面对以新冠病毒为代表的病魔挑战，在中国人民守护健康、抗击疫情的征程上，必将涌现更多的逆行者和志愿者，向你们致敬！

# 第五篇
## 综合篇

# Globle 临床试验合同中的这个坑为啥还被人忽略？

昨夜，笔者加班审核合同，又遇到某 Globle 试验的国外申办者提供的受试者赔偿声明，再次看到了国外公司提供的一个个人签字的声明函，与 CRA 交涉了很久后，夜不能寐。关于国际多中心临床试验的赔偿主体问题已讨论多年，为何到现在各方仍无法达成一致意见，在教训面前，这个坑为啥还被人忽略？

## 一、典型案例分析

### 【案例1】

2014 年 10 月 22 日，上海市杨浦区人民法院发布了《孙艺环、王传贵与上海市 ×× 医院医疗损害责任纠纷一审民事判决书》[（2014）杨民一（民）初字第 6160 号]（原文链接：http：//www.lawsdata.com/detail?id=57ab0a51c2265c04d103e26d&key=%E8%AF%95%E8%8D%AF），节选摘录如下：

经审理查明，原告王传贵、孙艺环系患者王海冰的父母。患者 11 岁时因易感冒在当地医院诊断为"先天性心脏病、动脉导管未闭"。2011 年 2 月 14 日，患者入住被告医院后签署《一项关于肺动脉高压受试者 ××× 缓释片有效性和安全性的 16 周、国际多中心、双盲、随机、安慰剂对照研究》知情同意书，参加临床试验。据《研究药物日志》及随访记录：活动后心悸于 4 月 10 日起，考虑与研究药物可能相关，与背景治疗药物无关，IP 及背景治疗药物无特殊调整……4 月 18 日记录：今日电话随访，患者家属告知 2011 年 4 月 16 日患者于慢走状态下突发自跌，拨打 120 救护车，车到后宣告临床死亡。

本院再次委托上海市医学会对患者的医疗行为是否存在医疗过错、等级及责任程度重新进行鉴定，专家组分析认为：①诊断正确。根据患者症状、体征及辅助检查（心脏超声、右心导管等），医方诊断"先天性心脏病、动脉导管未闭术后、肺动脉高压，右心扩大"正确，给予抗肺动脉高压治疗有指证。②医方在诊疗过程中存在临床试验不规范的过错。根据目前送鉴材料……受试者死亡后未紧急揭盲，医方也未提供盲底表，因此未能确定受试者服用的药物是否为安慰剂；部分试验记录不规范；服用试验药物后，患者出现乏力、活动后心悸、月经周期异常等症状，医方未予足够重视，让患者至医院就诊的建议欠及时。医方的过错与患者死亡存在一定的因果关系。该疾病的治疗有难度、预后欠佳、死亡风险高，患者自身疾病的特点也是导致死亡的部分原因。

综上所述，本例属于对患者人身的医疗损害。被告医院在医疗活动中存在临床药物试验管理和实施不规范的医疗过错，与患者死亡的人身损害结果存在一定的因果关系。患者的人身医疗损害等级为一级甲等。

判决上海 ×× 医院赔偿原告 48 万元。

【案例 2】

2015 年 3 月 3 日，《人民法院报》刊发了《规范外国药企在华临床试药　切实保障试药人权益》（原文链接：http: //rmfyb.chinacourt.org/paper/html/2015-02/26/content_94259.htm?div=-1）一文，摘录如下：

【背景】

近年来，越来越多的外国制药企业在我国开展新药的临床试验，但相比国外新药临床试验相对成熟规范的监管模式，我国在对外国药企申办药物临床试验的监管法规、操作流程、保障措施等方面还存在有待改进和完善的地方。实践中一些因临床药物试验引发的人身损害纠纷突出反映了对试药者权益保护的机制还不够健全。本司法建议旨在提示相关管理部门进一步重视外国药企联合国内医疗机构开展的临床试药活动，加强对试药活动的有效监管，切实规范操作流程，健全试药者的权益保护机制。

【建议】

## 上海市杨浦区人民法院司法建议书

（沪杨法建〔2014〕第 18 号）

上海市食品药品监督管理局：

我院近期在审理临床试药引发的人身损害赔偿纠纷中发现，因对外国药企联合国内医疗机构开展临床试药活动存在漏洞，相继出现了试药人人身伤亡事故，且损害发生后，只能向国内医疗机构要求赔偿，难以追究外国药企的责任，试药人的权益难以得到有效保障，特向你局发出司法建议。

### 一、基本情况

在（2014）杨民一（民）初字第 6160 号原告孙艺环、王传贵与被告上海市 ×× 医院医疗损害责任纠纷一案中，患者于 2011 年 2 月 14 日与医院方签署了《一项关于肺动脉高压受试者口服 ××× 缓释片有效性和安全性的 16 周、国际多中心、双盲、随机、安慰剂对照研究》知情同意书，参加治疗肺动脉高压的药物临床试验。4 月 16 日，患者死亡。为此，我院判决被告上海市 ×× 医院依法承担相应赔偿责任。

### 二、存在的问题

该药是一种研究性药物，尚未被美国食品药品管理局批准为处方药或非处方药，存在着未知的不良反应，包括危及生命的不良反应。我院在审理中发现，在外国药企联合国内医疗机构开展临床试药活动中主要存在以下问题：

1. 力弱。进口新药试验合同虽经审批，但手续过于简单，未对外国药企有特殊的资格要求，更未留有其任何企业信息或要求其提交保证金，且多数外国药企在国内没有分支机构，在发生损害赔偿时，主体认定及实际履行均有困难。

2. 关键信息不公开，试药人自主选择权受限。试药活动虽由国内医疗机构配合开展，但外国药企对药品配方、试验细节、风险处置等关键信息严格保密，导致试药人难以准确评估试验风险，盲目崇信，在发生不良反应后，医疗机构也难以及时、针对性地开展治疗活动。

3. 怠于申请保险理赔，保险利益落空。外国药企根据其本国法律为试药人购买保险，但多选择向外国保险公司投保，部分保险公司在国内并无分支机构，损害发生后试药人在没有外国药企的帮助下难以得到理赔。

### 三、相关建议

1. 严格试药活动的审批。新药试用关系到试药人的健康权乃至生命权，在开展此项活动时，作为管理机构，应从严审批、从严规制。要求申请人在递交的试药合同中明确外国药企与国内医疗机构的权利义务及责任承担方式，相关外国药企应提供完备的中文版企业注册登记信息并提交一定金额的保证金，或者要求其必须在国内设有分支机构作为担保人，方便应诉主体的确定及赔偿责任的承担。

2. 信息的充分披露。对临床试药活动中涉及的药品特性、药品配方、试验方案、风险处置方案应要求申报人充分披露、备案，不得以涉及商业机密为由故意隐瞒，确保发生医疗损害时的有效处置及相关医学鉴定的开展；可统一制定包含上述内容的详尽的试药人知情同意书，保障试药人的知情权。

3. 规范保险流程。要求申报人选择国内的保险机构为试药人购买商业保险，并提供完善的保险投保、理赔方案，在试药合同中明确，损害发生后由投保人协助申请理赔，确保试药人保险救济途径的畅通。

以上建议请研究处理，并将处理结果在三十日内函告本院。

上海市杨浦区人民法院

二〇一四年十月三十一日

（作者单位：上海市杨浦区人民法院）

## 二、风险就在身边，我们如何防范，切实保护研究者和受试者权益

我国现行《药物临床试验质量管理规范》（局令第 3 号，二〇〇三年八月六日）第六章　申办者的职责　第四十三条规定：申办者应对参加临床试验的受试者提供保险，对于发生与试验相关的损害或死亡的受试者承担治疗的费用及相应的经济补偿。申办者应向研究者提供法律上与经济上的担保，但由医疗事故所致者除外。

那么，在此案例中，申办者哪里去了？法院为何不判由申办者负责赔偿，而是判由研究机构进行赔偿？

根据 GCP 的知识和杨浦区人民法院司法建议书中提到的建议"要求申请人在递交的试药合同中明确外国药企与国内医疗机构的权利义务及责任承担方式，相关外国药企应提供完备的中文版企业注册登记信息并提交一定金额的保证金，或者要求其必须在国内设有分支机构作为担保人，方便应诉主体的确定及赔偿责任的承担"，我们是否有很多疑惑和猜测？笔者不是法律专家，对法律问题的理解连皮毛都没有，因此发起讨论，请同行们指点迷津。

① 该案例法院判断依据中没有提到申办者应该承担与临床试验相关的赔偿，通篇也没有按照我国《药物临床试验质量管理规范》来界定该损害是否与临床试验相关，那么我国《药物临床试验质量管理规范》为何没有被法院作为法律依据。

② 从该案例经过中是否能判定该损伤与临床试验相关。是否应该由申办者承担该赔偿责任，由医院来赔偿是否具有法律合理性。

③ 法院判定结论为：被告医院在医疗活动中存在临床药物试验管理和实施不规范的医疗过错。这在临床试验中算是什么样的过错？ GCP 规定医疗事故除外可以不由申办者承担赔偿责任，那么不规范的医疗过错是医疗事故吗？按照这个理解，研究者在临床试验中的不规范问题在患者出现 SAE 时是否都要承担责任。

④ 医院为何成了第一被告？为何不是申办者？根据《民事诉讼法》第五百三十四条：对在中华人民共和国领域内没有住所的当事人，经用公告方式

送达诉讼文书，公告期满不应诉，人民法院缺席判决后，仍应当将裁判文书依照民事诉讼法第二百六十七条第八项规定公告送达。自公告送达裁判文书满三个月之日起，经过三十日的上诉期当事人没有上诉的，一审判决即发生法律效力。

针对此案例，是法院的诉讼文书无法送到国外去，还是国外申办者不应诉。针对这样的情况，从法律的角度，如何让申办者承担责任。

⑤ 医院为何不继续起诉申办者，要求申办者承担该赔偿责任。

⑥ 目前，针对国际多中心临床试验，一般都是由 CRO 代表申办者签署协议，而 CRO 都会在协议中明确列出免责条款，即 CRO 不对受试者损害进行赔偿，而是由申办者负责。那么，张三和李四签署协议，规定由王五承担责任，王五又不在合同上签字盖章，王五同不同意承担这个责任。

⑦ 根据法院的司法建议书，要求必须在国内有分支机构并承担担保，笔者经历过这类案例，虽然有分公司或者分支机构，但申办者以该公司研发与销售链完全没有联系为由，国内分支机构拒绝提供担保承诺，怎么办？对于那些在国内根本就没有分支机构的申办者，其临床试验该由谁来担保。

⑧ CRO 为何不承担担保责任，其该不该承担担保责任。

⑨ 根据法院的司法建议书，要求申办者提供一定数量的保证金，那么，目前的国际多中心临床试验有没有提供保证金的。

⑩ 关于国外申办者赔偿承诺书的法律效力问题，由该公司的某个人签字（没有公章）的承诺书到底有没有法律效力。2015 年由中国药理学会药物临床试验专业委员会组织起草并发布的《药物临床试验技术服务合同专家共识》中提到：

八、临床试验合同签署的主体及承诺书的法律效力约定

1. 合同签署的主体

（4）合同中应明确临床试验相关损害赔偿等责任承担方，如 CRO 公司不承担该责任，应要求申办者出具承担该责任的具有中国法律效力的承诺书作为合同附件，如申办者为国外公司或机构，其对受试者相关损害的赔偿需由 CRO 公司提供担保或负连带责任。

*2. 承诺书的法律效力*

（3）如果申办者为在中国没有任何分支机构的国外公司，其出具的承诺书需经过该当事人所在国的公证机关证明该承诺书的真实性，并经过我国驻该国使、领馆对该公证证明认定其合法性。该承诺书、公证及认证资料需由 CRO 公司盖章，并由 CRO 公司对真实性和法律效力负责。

该共识已公开发表，那么，为什么到现在仍然没有解决这个问题，作为申办者或 CRO 的法务，为何没有主动按照法律程序解决这个问题。为什么还有众多的研究机构没有充分考虑这个风险。

笔者在洽谈合同时，几乎所有的申办者都以在国外进行公证认证太麻烦为由拒绝进行承诺书的公证认证程序，CRO 也拒绝承担担保责任，大有爱做不做的架势，那么为何还有那么多的研究机构趋之若鹜？是对法律的理解不足吗？

俗话说，吃一堑长一智。该医院用惨痛的教训给我们重重地上了一课，我们在承担国际多中心临床试验时该如何规避这个风险。作为合同各方，大家都应该本着一个共同目的，就是在真实体现临床试验数据质量的同时，最大限度地保护受试者权益。随着国家新药研发政策的改革，越来越多的国际多中心临床试验项目会在国内开展，这个法律问题如果不能站在同一个目的上切实解决，将会给我国的受试者和研究机构带来极大的风险。

试验各方应共同努力，找出解决问题的办法，切实分清责任！

# 药物临床试验立项形式审查共性问题列举

## 一、方案

① 注明版本号 / 日期。

② 各方签字页完整。

③ 方案要素齐全（符合 GCP 要求）。

## 二、研究者资质

① GCP 证书（国家局 / 学会证书，近 3 年）。

② 医师 / 护士执业证书（含姓名、执业地点为本院、有效期的页面）。

## 三、受试者日记卡

设计受试者签字处及研究者审核签字处。

## 四、受试者招募广告

① 含版本号、版本日期、简要的项目信息（申办方信息、药品信息、入排、治疗过程的简单描述）。

②药品及检查相关费用及受试者补助等描述与知情内容保持一致，避免诱导性描述。

③告知招募广告发布渠道。

## 五、保险证明

① 有效期内。

② 包含本中心信息。

## 六、NMPA 批件 / 临床试验通知书 / 备案文件或注册临床批件（IV 期）

① 如符合本中心牵头 / 创新药 / 本土企业项目，可申请机构立项时不提供批件。

② 非注册药物临床试验可提供注册临床批件。

## 七、知情同意书

① 按新版 GCP 的要求，知情要素完整。

② 语言通俗易懂，避免英文直译不符合中文表达。

③ 如为随机双盲对照试验，告知受试者有被随机分到试验组与对照组（可能为空白对照）的可能性。

④ 告知受试者接受操作与检查次数、随访频次与周期，对于需要采血的，应告知采血的频度和总量。

⑤ 告知可能的不良反应和救治措施。

⑥ 告知信息充分，包括可能的风险、试验预期的获益及不能获益的可能性。

⑦ 受试者可能获得的其他备选治疗或方法。

⑧ 研究相关费用说明（明确药品、检查等相关费用由谁承担）。

⑨ 受试者交通 / 采血等补助：要求定额、按随访节点分次发放；告知受试者发放流程；如受试者筛选期进行有创检查（获取新鲜组织样本等），应提供相应补助。

⑩ 损害赔偿条款按 GCP 原文描述（申办方承担受试者与临床试验相关的损害或者死亡的诊疗费用，以及相应的补偿），不应增加限定条件（如与药物

直接相关的损害）。

⑪ 生物样本相关条款：应清晰告知哪些样本在哪里检测（本中心 / 中心实验室），告知中心实验室名称、地址；承诺采集的样本仅用于本研究；告知剩余样本的保存时限和销毁时间。

⑫ 告知受试者随时可退出研究。

⑬ 签字页应设置各方姓名（楷体）、签名、日期、电话；法定代理人签名处应设置"与受试者关系"填写处。

## 八、项目风险预评估及处置预案

内容完整，包含试验药、对照药不良反应，试验涉及检查操作项目（如CT/MRI、心电图、活检、抽血等）的风险预处置预案。

# 错误的永恒——化验检查的那些事之一

自"722"以来，临床试验中的化验检查作为一个焦点受到大家的关注，检查专家提得较多的问题就是化验检查，而机构办和 PI 也头疼该问题的解释，但追究事实真相、相信研究者判断逐渐成为大家的共识，而反观过去，如何使化验检查更规范，也成为众多机构办应该认真思考的问题。

错误的永恒——化验单上的时间都是 00：00：00，人名也是错的，为什么？

化验单时间的逻辑性原本没有引起太多人的注意，而"722"之后的检查让这个问题浮出水面，大家也许都会困惑为何会出现这种情况。化验单送检时间和接收时间都是 00：00：00，就像拉直的心电图一样让看的人发慌，这是真实性问题，还是完整性问题或规范性问题。

究其原因，除了真实性问题外，不排除这样的原因：目前相当一部分机构的临床试验免费检查系统问题没有很好地解决，也就是说，相当一部分机构还是无奈地把临床试验免费的检查游离于 HIS（Hospital Information System）和 LIS（Laboratory Information System）系统之外，使用手工化验单。有的是留了一部分 LISS 之前的化验单盖上机构的章，有的是自制临床试验专用检查单盖上机构的章，有的是用小纸条盖章，到了检验科或者其他检查科室，检验人员手工输入检查信息。由于检验科室的工作量很大，而且信息化之后，大家对手工录入越来越深恶痛绝，再加上手工化验单是手写的，每个人的字迹不一样，检验科输名字的时候就看不懂了，有的就猜错名字，有的认不出来就用"？"代替，时间也懒得录入了，不录入时间的化验单打印出来就是 00：00：00。

那么，化验单上打印了时间的就是采集时间吗？有的时候也会有偏差。例如，目前 II、III 期试验还很少能做到有标本采集记录表，手工化验单的采集时间也是具体到日期，到了检验科，检验科可以录入标本接收时间，而采集时间是如何录入的呢？有的说根据科室到检验科的距离计算走过去需要几分钟，那么就把时间往前推几分钟；有的说统一定位早上八点；有的说不知道的就不填写。又如，在 HIS 系统中，当筛选期受试者比较多时，研究者往往会提前下医嘱，提前一天晚上打印检验条码，有的 HIS 系统打印条码的时间就是化验单上标本采集的时间，那么它显示的就是提前一天了。

真实性问题？完整性问题？规范性问题？

有的看官问了，赶紧上免费检查系统啊！这又更加为难了机构办，上免费检查系统是需要"银子"的，哭过痛过，机构办只能继续奔走呼号。

究其真相过后，我们应该回过头来看看，出现这些问题的原因是什么，如何从根本上解决这些问题。

相信只是时间的问题！

# 时光的错位——化验检查的那些事之二

时光的错位——化验单上标本采集、接收、报告时间的逻辑性错误问题。

笔者多次听到 GCP 界的监查员、机构办人员等朋友提过，数据核查的时候发现过化验单上的标本采集时间晚于标本接收时间，或者标本采集时间比实际采集时间要早，即时间的先后顺序存在逻辑性的问题。G 帮人经深入了解，如果标本采集时间显示的是前一天，可能是因为提前下医嘱打印检查条码的问题（之一已经讨论过），如果是晚于接收时间，可能有以下几种原因：

① 化验单存在真实性问题，造假者输入时间的时候输入错误（随着 LIS 系统的完善，用 Word 编写化验单的情况几乎不存在了）。

② 手工化验单录入错误，标本采集时间在手工化验单中并没有得到足够的重视，检验科在录入时就不那么准确，逻辑错误就会出现。

③ HIS 系统、LIS 系统、普通电脑的时间同步问题，G 帮人咨询过多家医院，发现很少有医院的 HIS、LIS 和其他电脑是通过同一个授时服务器让时间同步的，有的就没有授时服务器，导致电脑与系统、电脑与电脑之间的时间差异比较大，也可能出现时间逻辑错误的情况。"G 帮 P 话"微信群咨询过为何不督促医院将所有的系统和电脑都同步成一个时间，大部分机构办主任也只有苦笑、摇头作罢，因为普通的病历不在乎时间，单纯为了 GCP 让医院花钱同步所有的电脑和系统，机构办主任的人微言轻也许是最大的无奈。

因此，追究事实真相，客观地判断该逻辑问题，及时做出整改并保存好质控记录，是我们应该认真去考虑的。

# 当前国内临床试验保险存在哪些问题？

申办者是否必须提供实施临床试验的保险？在相关法规中无法找到明确的答案。2020 版 GCP 规范中第三十九条："申办者应当采取适当方式保证可以给予受试者和研究者补偿或者赔偿。（一）申办者应当向研究者和临床试验机构提供与临床试验相关的法律上、经济上的保险或者保证⋯⋯"但是，具体是什么样的保险和担保，以及如何履行，没有进一步的说明和要求，而目前实际的局面是申办者愿意提供保险才买，不买的也大量存在，反正也行得通。在发达国家，是否拥有完善的临床试验项目保险机制是受试者保护体系关注的核心之一。随着国内创新药物研发的不断加快和逐步进入临床试验，未来临床试验项目保险机制是否落实可能是潜在风险控制问题之一，笔者就自己掌握的情况，发表一家之言。

① 国内在 GCP 管理规范方面存在着一定模糊和缺陷，2020 版 GCP 规范也只强调了"申办者应当向研究者和临床试验机构提供与临床试验相关的法律和经济上的保险"，从字面意思可以理解为没有强制要求申办方对参加临床试验的受试者提供保险。实际情况也是如此，目前保险并没有覆盖所有试验。北大临床药理所单爱莲教授等的一项调查显示，128 项新药与医疗器械临床试验仅有 48 项为受试者提供保险（37.5%），其中国外申办者占 87.5%，国内申办者占 12.5%。

② 在医院 GCP 机构实际开展临床试验时，即使机构和研究者采取积极、有效的风险管控措施，也难免有不可预见的情况发生，一旦发生严重不良事件，受试者必然将矛头直指 GCP 机构和研究者，而且矛盾可能会被演化成为"医疗纠纷或医疗事故"，机构和研究者可能会被作为第一赔付人要求先行赔付或面临起诉。

在临床试验中，医生已转位成为研究者，其行使医疗服务的责任险不能涵盖临床试验项目，尤其是未上市药物的临床试验，免责机制不能适用于医生开展的临床试验活动。即使是上市药品，尤其有些还是由研究者发起的项目，这时的申办者是研究发起单位，如在试验过程中出现涉及赔偿的情况，发起者及其研究单位能否履行申办者赔偿职责，不免让人担忧。因此，医院、GCP 机构、研究人员（参与临床试验的所有人员）和伦理委员会成员还将面临巨大的职业风险、经济赔偿和可能的名誉损失。

③ 药物临床试验保险涉及医药专业领域，目前国内仅有少数几家保险公司提供，如平安保险、民安保险和永诚财产保险等，还有一些从事该险种的经纪公司，如北京中卫保险等。跨国公司提供的保险通常是国外保险公司的，如 HDI-GerlingIndustrieVersicherung A、联邦保险公司、ChartisInsuranceUK Limited、英国 XL 保险等。各公司提供的险种也有所不同，如平安保险、民安保险、永诚财产保险、HDI-GerlingIndustrieVersicherung A、联邦保险公司、英国 XL 保险等为受试者提供的临床试验责任险，丘博保险（中国）为受试者提供的生命科学综合责任保险或者商业一般责任险、伞覆式责任险和产品责任险，华泰财产保险为受试者提供的公众责任险和产品责任险临床试验扩展条款，中国人民财产保险为受试者提供的产品责任保险及无过失补偿保险等。

我们也关注到有些公司的药物临床试验责任险条款中规定：经投保人申请，被保险人可以包括参加药物临床试验的医生、护士、咨询机构、医院、药物试验中心、CRO 及药物临床试验的伦理委员会。因此，强化和执行临床试验保险机制不是不可能的，而是必须重视和贯彻实施的大事。

另外，要明确保险条款中如何处理与药物无关的严重不良事件，是否仅给予适当的补偿，还是给予赔偿，投保中与临床试验无关的严重不良事件如何设定，如受试者在参加临床试验中突然因意外事故身亡等，要考虑细化此方面的条款，申办者在购买前要与研究机构和 PI 商量，尤其是组长单位要重点把关。此外，研究机构和 PI 在接受申办者的临床试验时，应该对将要进行试验的产品做有预计性的药物不良事件的阐述，同时和保险公司充分讨论，对和临床试验药物有/无关的严重不良事件设定赔偿的细则，完善保险公司对临床试验专业的理解。

④ 临床试验作为高风险的科学研究，监管机构应进一步强化风险管控意识，把控具体实施环节，将申办者在临床试验中提供的保险条款拓展到GCP机构，参加临床研究的医生、护士和药师等人员，以及IRB成员等。对于申办方来讲，提供药物临床试验保险，不仅是对社会、医疗机构和临床研究人员，以及受试者及其家属的承诺，也是帮助自己分担赔付风险，同时协助自己建立第三方监督机制，即保险公司以其职业道德和专业标准来评估在什么样的GCP机构，是什么资质的研究人员完成试验方案，由什么水平的IRB审查受试者保护机制等。应该说，这也是申办方对自己职业道德的保险。

笔者建议，监管方应对现行GCP规范中相关内容通过一定方式给出细则或指导原则，明确临床试验保险责任、范围和监督实施，尤其是创新药物早期（0/I期）临床试验项目、部分高风险临床试验项目，以及研究者发起的项目，并有涵盖GCP机构、研究人员、受试者和IRB成员等的临床试验险种和范围。

# 国内外临床试验保险实施现状研究

临床试验是指在患者或健康志愿者（受试者）身上进行的，为验证试验药物、医疗器械、医疗新技术疗效与安全性的系统研究[1]。受试者直接/间接暴露于未被证实安全性与有效性的临床试验之下，其面对的风险不可避免、难以把控，所受损害及相关保险赔偿的问题随之而来。本文通过总结、对比国内外临床试验保险实施现状，为完善我国临床试验保险提供参考建议。

## 1　国外临床试验保险现状

根据收集到的文献，对巴西、俄罗斯、印度等 21 个国家的临床试验保险现状进行总结。

### 1.1　法律／法规现状

各国的临床试验保险在政策层面均有相应的支撑。俄罗斯、南非、瑞典、芬兰、挪威、丹麦、德国、波兰、法国、比利时、西班牙、荷兰、意大利、立陶宛，以及亚洲国家中制度较为完善的印度、日本，均以法律为约束强制要求申办方为受试者购买保险，以便对受试者发生的损害进行赔偿。其中，在德国、法国、西班牙，申办方必须在临床试验启动前与保险公司完成强制保险合同签订[3]，否则不可开展临床试验。

### 1.2　保险赔偿范围

#### 1.2.1　可赔偿范围

临床试验保险覆盖最全面的是印度，"无论损害是否与临床试验相关，参与该临床试验的受试者都将得到保险赔偿"。巴西法规提出"保险赔偿范围包括即时或延迟发生的损害，也包括身心两方面的损害"[2]。部分国家需证明损害与参加临床试验有因果关系才可获保险赔偿，如德国、比利时、立陶宛、英国、澳大利亚、新西兰（注册类临床试验）[6]。波兰、澳大利亚对国家或政府公开资助的临床试验中因疏忽或过失行为所致损害进行赔偿。日本区分了赔偿及补偿两种不同责任的保险赔偿情形[4, 6]。美国法律提出，就受试者因试验程序/药物造成的损害或后续治疗费用进行赔偿（二选一）。西班牙针对受试者遭受的生理损害及经济损失进行赔偿[7]。较为特殊的是，仅印度、西班牙与美国其受试者的经济损失可获赔偿[2, 7-8]，较我国目前一般仅赔偿试验药物/医疗器械所致不良事件（Adverse Event，AE）、严重不良事件（Serious Adverse Event，SAE)的情况，其覆盖面更广[9]。

### 1.2.2  不可赔偿范围

荷兰对疾病自然进展所致的损害不予赔偿。英国、西班牙、美国排除了对受试者因疾病自然进展带来的损害及药物预期不良反应的赔偿[4, 8]。经济损失（如误工费等）不在巴西与俄罗斯限定的赔偿范围内。心理损害在俄罗斯、南非赔偿范围之外[2]。立陶宛、澳大利亚、新西兰的注册类临床试验[6]中由疏忽/过失/故意伤害行为造成的损害不予赔偿[10]。

## 1.3  赔偿主体

在 21 个国家中，申办方承担主要赔偿责任，与我国情况基本一致[11]。澳大利亚与新西兰的注册类临床试验，俄罗斯、南非、瑞典、日本、美国的所有临床试验均由申办方作为独立赔偿主体[1-2, 5-6, 10]。印度法规规定申办方与保险公司为共同赔偿责任主体[2]。德国、法国、西班牙的注册类临床试验强制申办方与保险公司签订合同，发生与临床试验相关损失时，由保险公司赔偿[3]。法国、西班牙、荷兰规定，由国家或政府发起的临床试验，赔付由国家承担[8]。在巴西，申办方、研究者、研究机构三方同为赔偿责任主体，但三方是承担连带责任或各自负责，以及承担责任的比例不明确[2]。

## 1.4 无过失赔偿原则

无过失赔偿原则，即受试者发生损害时，无须证明损害因研究者和 / 或申办方的医疗过失或错误造成的即可获得赔偿。印度、瑞典、芬兰、挪威、丹麦、英国（注册类临床试验中的 I 期临床试验）、德国、新西兰（国家或政府公开资助的临床试验项目）、比利时、西班牙、立陶宛、日本均执行该原则 [2、6-7、12]。法国规定，当受试者所受损害超出保险合同范围，申办方和研究机构需本着人道主义的精神进行无过失赔偿 [8]。从受试者的角度来说，无过失赔偿更符合伦理要求，易于保护受试者权益；从申办方或研究者的角度来说，有助于对研究者 / 申办方进行有效的成本管理。

## 1.5 保险赔偿裁定机构

在英国，由英国政府裁定保险赔偿责任、赔偿主体和赔偿金额。澳大利亚由政府发起的临床试验由州政府或政府基金管理机构裁定 [6]。印度则是伦理委员会和专家委员会提供参考意见，药监部门享有最终决定权。巴西、南非、美国的裁定权在法院。澳大利亚与新西兰的注册类临床试验裁定权由申办方行使。俄罗斯则由保险公司全权决定 [2、13]。

## 1.6 保险赔偿金额标准

俄罗斯根据受试者损害严重程度（死亡、一级残疾、二级残疾、三级残疾、非致残的）划分赔偿金额等级。印度有专门的计算公式，包含受试者年龄、收入情况、所承担的死亡风险、永久致残的概率等影响因素；若某临床试验的预期死亡率在 30 天内 ≥ 90%，则应给予 20 万卢比的定额赔偿 [2]。法国要求，必须提供 100 万欧元 / 例，600 万欧元 / 项目的赔偿金。在西班牙，至少 25 万欧元 / 项目；如为终身性赔偿，则至少赔付 25 万欧元 /（人·年）[8]。在日本，总赔偿金额 = 医疗费 + 医疗补贴 + 补偿金。其中，医疗费为受试者扣除健康保险以外的自费部分；医疗补贴按门诊和 / 或住院情况支付 34 400 日元 / 月或 36 400 日元 / 月的定额补贴；补偿金上限为 1 亿日元 /（例·事件），每起事件赔偿金和补偿金的总限额为 3 亿日元 [5、12]。另有国家制定了相应的赔偿金额确定原则：南非的赔偿金额与损害的严重程度和持续时间成比例，并应与法院所判的赔偿数额一致。英国的注册类临床试验需按照英国法院承认责任的类似损害赔偿；国家或政府公开资助的项目在特殊情况下，英国国家医疗服务体系（National Health Service，NHS）机构会考虑提供 5 万英镑以内的通融金。新西兰的注册类临床试验需遵循国家机构事故赔偿公司等价补偿原则；国家或政府公开资助的项目需赔偿受试者损害期间收入金额的 80%[2、6]。

## 1.7　保险索赔期

本文暂收集到法国、芬兰、意大利、西班牙、日本 5 国的保险索赔期信息，最长的是法国，为试验结束后 10 年。芬兰为 5 年。意大利延续到试验结束后的 3 年，当所受损害潜伏期较长时可相应延长；未成年人，接受基因治疗、细胞治疗、放射治疗者，索赔期至少为 10 年。索赔期最短的是西班牙及日本，为试验结束后 1 年 [5、7]。反观我国，索赔期限更短，多为合同解除后的 6 个月至 1 年或延伸至试验结束后 3 个月内 [14]，尚且达不到别国水平。

## 2　我国临床试验保险现状

我国临床试验保险现状研究主要围绕法律 / 法规现状、保险覆盖率、保险公司与险种、赔偿责任主体与被保险人、赔偿范围与保额、赔偿鉴定机构与相关细则 6 个方面内容展开。

## 2.1　法律 / 法规现状

目前，我国缺乏专门性的临床试验保险法律，对于临床试验受试者的保护与赔偿措施散见于各临床试验相关法律、法规中。

《药物临床试验质量管理规范》第四十三条与《医疗器械临床试验质量管理规范》第四十八条分别提出："申办方应对参加临床试验的受试者提供保险"，"申办方应对于发生与试验相关的损害或死亡的受试者承担治疗的费用及相应的经济补偿"，但排除"发生医疗事故"的情况。在 2018 年 7 月的《药物临床试验质量管理规范（修订草案征求意见稿）》第三十九条中首次提出"申办方应向研究者和临床试验机构提供保险或保证"的概念。在法规层面，在"发生与试验相关伤害"的前提下，明确了赔偿主体主要为申办方[15-17]，但均非法律强制执行。

## 2.2　保险覆盖率

我国临床试验保险起步较晚，以 2014 年为分水岭。2014 年以前，我国各大医院开展的临床试验项目保险覆盖率总体偏低，均低于 40%[18-21]；2014 年后有所提升，原济南军区总医院 2014 年保险覆盖率为 45.45%[22]，新疆医科大学保险覆盖率由既往的 30% 提高至 2018 年的 70%[16]。截至 2018 年 7 月 2 日，登记在国家药品监督管理局药品审评中心（Center for Drug Evaluation，CDE）的 5793 个临床试验项目，总保险覆盖率为 38.17%，2018 年当年超过 50%[23]。

此外，目前在 CDE 登记的国外临床试验总数占比（8.19%）远低于国内试验（91.81%）[24]，但既往研究表明，国外申办方投保率（85.6%）明显高于国内申办方（29.1%）[23]，国内外申办方投保现状形成鲜明对比，国外申办方有着更强的保险与风险控制意识。

## 2.3　保险公司与险种

2008 年，民安保险推出我国首个"药物临床试验责任险"，这也是我国临床试验主要险种之一。平安保险、太平洋保险、永诚财产保险、长安保险也有专门针对临床试验的险种。丘博保险（中国）为受试者提供生命科学综合责任保险或商业一般责任险、伞覆式责任险和产品责任险；华泰财产保险为受试者提供公众责任险、产品责任险临床试验扩展条款；中国人民财产保险为受试者提供临床试验保险或产品责任保险及其无过失补偿保险；美信保险经纪（上海）有限公司、北京中卫保险经纪有限公司、上海浦东五新保险经纪有限公司等均从事与临床试验中受试者权益保护险相关的工作[1, 9, 14, 20, 25]。

## 2.4　赔偿责任主体与被保险人

在我国，赔付责任主体一般为申办方[11, 19]，与现行法规相符。此外，医疗机构及其医生、护士，以及伦理委员会、机构、合同研究组织（Contract Research Organiza-tion，CRO）、保险公司也可作为赔付责任主体[9, 26-28]。被保险人多为申办方、CRO，少数为医疗机构、医生、护士、药物临床试验机构[22]。上述各方既可以是保险赔偿责任主体，也可以是被保险人。值得注意的是，暂无受试者被列为被保险人[18]。

## 2.5　赔偿范围与保额

国内保险公司一般仅赔偿试验药物/医疗器械所致 AE、SAE，将安慰剂、阳性对照药物/器械、合并用药或合并治疗、试验相关检查（尤其是损伤性检查，如肝穿刺等）、医疗事故所致损害排除在外。另外，预期不良反应，疾病自然转归，精神疾病/损害，对胎儿造成的影响，涉及病毒性肝炎、淋巴结病毒、T 淋巴细胞白血病病毒及相关病变、艾滋病病毒及相关病变，试验药物未达到预期治疗效果，医疗事故均不在赔偿范围内[9, 14]。

《涉及人的生物医学研究伦理审查办法》中只要求对与临床试验相关的损害承担治疗费用及补偿/赔偿，但未提及补偿/赔偿范围、金额[29]。目前，各保险公司提供的保额、限额从 10 万美元到 2700 万美元不等[1, 14]，一般由申办方视试验预期风险、项目内容与保险协议而定[18-19]。政府、科研管理部门与本单位主要研究者发起的科研项目临床试验，仅有常见的随访产生的交通补助费，基本无受试者的专项赔偿[17]。

## 2.6　赔偿鉴定机构与相关细则

在我国的临床试验过程中，损害发生后其相关性和严重程度基本由申办方和主要研究者自行判定，无权威机构或第三方裁定机制，尚未形成规范化的保险赔付细则、标准。而且，在损害与研究药物的相关性判断中，出现与研究药物"可能相关""可能无关"的情况下难以明确保险责任主体的赔付职责，都会导致受试者无法得到合理赔偿 [11, 17, 22, 28]。

## 3　讨论与建议

通过对比，可以发现我国临床试验保险制度尚不完善：①强制临床试验保险机制缺失；②保险覆盖率较低；③保险赔偿范围局限；④专业保险赔偿裁定机构欠缺；⑤保险索赔期与金额标准等细则不明。我国与欧美发达国家，甚至与印度仍有差距。完善的临床试验保险制度能够为临床试验保险、赔偿实施提供方向指引，使临床试验更加符合伦理要求 [6]。同时，能够有效避免纠纷，确保被保险人（包括受试者、研究者、研究机构等）快速、成功地索赔 [3]，从而提高各方参加临床试验的积极性，促进临床试验的正常开展 [8]。另外，申办方通过购买保险实现部分或全部风险转嫁以减轻企业生产负担，保证和加速新药的研发 [9]，以此形成推进临床试验事业发展的良性循环。因此，针对我国临床试验保险的不足，提出以下建议。

### 3.1　逐步设立临床试验保险相关法律条例

呼吁在风险较大的Ⅰ期临床试验、免疫治疗领域以立法形式建立强制保险制度，随后加大力度逐渐覆盖至Ⅱ～Ⅳ期临床试验 [14, 25]；或先行对有弱势群体参加的临床试验提供强制保险 [30]。2020 年 1 月，中国临床研究能力提升与受试者保护高峰论坛和中国外商投资企业协会药品研制和开发行业委员会两大协会率先联合发布"临床试验相关问题共识之合同主体、保险与受试者的伤害补偿" [31]，就"合同主体""保险与申办者的赔偿责任""关于受试者补偿 / 赔偿责任范围的讨论""受试者在临床试验过程中发生严重不良事件的处理及补偿 / 赔偿流程""保证金与受试者严重不良事件紧急处理"进行细化与限定，被视为我国完善临床试验保险相关法律法规、指导原则的开端。

## 3.2  持续提升机构与伦理委员会的审查能力

首先，注重对保险文件的审查，包括保险险种、被保险人、保额、保险索赔期、赔付流程、责任范围、免责条款（是否包括预期不良反应）、保险说明书/文件（中英文版本）等[16]。其次，加强对知情同意书进行审查，着重关注是否明确表述予以补偿/赔偿、受试者个人支付费用的界定、给受试者的补助费需分次支付等内容。最后，还应注重协议条款的审查，需明确医疗机构与申办方双方的权利和义务，邀请医院法务协助审核协议中涉及保护受试者权益的条款。

## 3.3  构建第三方损害评定机制

AE、SAE 与试验相关性评定是一项专业性强且繁杂的工作。从申办方的角度看，单一临床试验结果不足以证明其与损害的直接因果关系；从受试者的角度看，因个体差异，临床试验对于人体产生的作用机制难以有效辨别；从研究者的角度看，多为研究者的主观经验判断，尤其是在出现"可能相关""可能无关"时或研究者与申办方意见无法统一时的保险赔付细则亟待商定。除经本中心伦理委员会审查外，应建立第三方损害评定机制，由有资质的、权威的第三方对损害的严重程度及赔付标准进行裁定，保证客观、独立、公平、公正，并将评定报告提交机构、伦理委员会备案[32]。

## 3.4  不断强化各方的自我保护意识、维权意识与法律意识

医疗机构、药物临床试验机构、研究者、受试者作为临床试验的实施者与参与者，直面临床试验过程中的各种风险。针对鲜有将上述各方作为被保险人的现状，应加强对医疗机构、药物临床试验机构工作人员的风险防范意识培训，对研究者、受试者进行反复宣教及引导，提高其对临床试验的认知程度，使其知晓自身权利[33]。基于我国赔偿责任主体为申办方的前提，在申办方有规避风险倾向时能够提出合理、合法诉求进行自我保护。

## 4　结语

　　《关于改革药品医疗器械审评审批制度的意见》《关于深化审评审批制度改革鼓励药品医疗器械创新的意见》等一系列政策文件积极鼓励并大力推动我国临床研究发展。在 CDE 登记的已获得登记号的临床试验项目数由 2015 年的 887 项激增至 2018 年的 2570 项 [24]。成倍增长的项目数表明我国临床研究领域正处于高速发展阶段，也给保障受试者权益带来了挑战。

　　持续完善我国临床试验保险制度的目的，从微观角度来看，是为了实现对临床试验各参与方的自我保护，使风险最小化，更重要的是使受试者的权益与赔偿得到有力保障；从宏观角度来看，是为了提高各方参加临床试验的积极性，为我国临床试验发展提速。希望能通过借鉴国外临床试验保险的经验，坚持以受试者权益保护为核心，根据国情不断完善我国临床试验保险制度，共促临床研究发展。

*（参考文献略）*

# 谈受试者保护体系引入保险机制过程中
# 保险经纪人的意义与作用

随着我国临床试验操作过程不断规范化，受试者的保障问题也逐步提升到较为重要的地位。临床试验中的保险问题越来越受到申办方、研究者、合同研究组织等试验各方的重视。如何让保险切实发挥其应有的功能，实现事前风险防范、事后经济补偿的作用，是临床试验过程中购买保险应考虑的重要问题，更是我们的受试者保护体系在引入保险机制、不断构建和完善这一体系的过程中必须面对也必须做好的关键环节。

在我国，运用保险机制解决临床试验风险问题的方式出现较晚，保险公司的整体承保经验仍处在逐步完善成熟的初级阶段。目前，内资保险公司的保险产品多是按照类别划分，如药物临床试验责任险、医疗器械临床试验责任险及医疗技术临床研究责任险等。当然，上市后产品也有对应的险种，但在实际投保过程中运用较少。而外资保险公司多按照试验阶段划分，如处于临床试验阶段的生命科学人体临床试验责任保险，以及上市后的生命科学综合责任保险等。

临床试验保险在风险核定上涉及的内容较多，在评估时往往要参考诸多因素，如药物或器械本身的风险、入组受试者自身状况，以及该项试验所设定的入组标准、排除标准及出现风险后的防范措施等。正是由于考量因素较多，因此，对保险机构从事该项工作的团队和人员素质要求也较为专业和全面，需要具备医药、保险、法律等方面知识的专业人才队伍。

较多的评估因素及包括后期风险管理与保险事故处理的特殊性等造就了该险种的高专业性，面对如此高技术含量的保险采购工作，面对国内保险公司五花八门的险种、参差不齐的专业实力，投保人往往在险种的选择包括保险公司的选择上显得无从下手，担心所选择的保险公司的服务、价格、理赔达不到其所要求的标准，甚至无法判断究竟是不是最优的选择。其实，面对这类高精尖领域的保险业务，较为方便和有效的操作模式就是通过保险经纪公司进行专业而系统的规划、设计和采购。在发达国家成熟的保险市场上，通过保险经纪人投保的业务占保险总量的80%以上，甚至在保险最为发达的英国劳合社市场，100%的业务都是由保险经纪人进行投保的，委托经纪人办理保险业务早已成为国际惯例。国内亦经过近20年来的发展，很多保险业务尤其是高风险或高技术含量的业务都采用了这样的方式。

具体来说，通过经纪公司投保临床试验保险，有以下几点明显的优势。

## 一、专业的人做专业的事，引入保险经纪人可做到事半功倍

保险经纪公司是投保人的专业"代言人"、专业"代理人"，就如同企业的法律顾问、财务顾问，在法律地位上代表投保人的利益，通过其专业的支持，改变保险交易过程中投保人的劣势地位，解决信息不对称带来的不公平交易问题。

他们可以为投保人选择该领域优质的保险公司，选择最合适的保险产品，设计最为宽泛的保险方案，从而提高投保人和保险公司的对接程度，提高保险采购工作的质量和成效。

保险公司之间的业务具有同质性，但各自又具有其特殊性。保险经纪公司对每家保险公司所擅长的服务范围、承保能力、风险防范技术、核保标准、理赔积极性、服务质量等问题具有非常透彻的了解。因此，通过保险经纪公司的服务，客户不需花费时间和精力去了解保险公司的相关信息，就可以选择最能满足需求的保险。而且，即使客户有时间和精力去做这项工作，也未必能全面了解到保险公司最真实的信息，从而影响保险采购的质量和效果。

## 二、保险经纪公司可为客户大幅节约保费成本

保险经纪公司和保险公司之间具有长期合作关系，更重要的是保险经纪公司有庞大的市场资讯和客户群体，同时对保险市场有着充分的了解，能够把握

保险市场的费率水平，具有较强的专业谈判议价能力，从而为客户争取到合理的保费，降低保险成本。保险经纪公司往往通过公开的询价或组织招标，引导多家保险公司进行公平的竞争，竞争的结果将使客户受惠。根据国际惯例，作为投保企业，无须额外支付给保险经纪公司任何形式的顾问费，不会加重客户的负担。

### 三、保险经纪公司更能在保险理赔时发挥重要的专业作用，为客户争取到更加合理快捷的足额保险赔偿

保险经纪公司可在保险事故发生后，协助客户进行事故施救，减少在索赔时客户和保险公司对于施救措施认识不对接之间的摩擦。

保险经纪公司不仅为投保人提供保险服务，还提供风险管理咨询服务，能够有效地降低风险事故发生的概率；而且一旦发生理赔纠纷，保险经纪公司将以"维护被保险人利益为己任"，协助被保险人或受益人向保险公司索赔，保证被保险人能够得到及时、合理的赔付。在发生保险事故后，客户立即通知保险经纪公司，保险经纪公司运用专业经验和与保险公司的合作经验，帮助客户进行事故施救，避免在事故施救过程中客户在无专业经验的情况下，额外发生更多不必要的损失，从而在索赔时因与保险公司意见不一致而发生摩擦。这样，保险经纪公司可保证客户索赔工作的顺利进行，并争取最合理的赔偿。

保险公司也由于长期与保险经纪公司的合作关系，以及庞大的客户资源，在发生保险事故后，以此作为争取保险赔付最大化的有利条件和谈判砝码，为客户争取到更多的保险赔款和更好的理赔服务。

### 四、保险经纪人的介入让投保人更加省心、省事和省力

在保险全程服务中，引入保险经纪公司将大大减轻投保人的工作量。

保险经纪公司全程跟踪服务，从风险查勘、方案设计、保险询价、办理投保手续到保险索赔等，大大减少了客户在保险事务方面投入的人力、物力和财力，使客户避开繁杂的保险事务，能够集中精力搞好主营业务。

总而言之，通过保险经纪人的介入，借助保险经纪人的专业能力和经验，将使保险机制的引入变得更加高效，对投保机构及受试者而言，将获得更好的保障和服务。

对于一个临床试验项目而言，聘请保险经纪公司显得尤为必要。

第一，从法律地位上讲，保险经纪公司是投保人的利益代表，在整个过程中能够维护投保人的利益。我国《保险法》第一百一十八条规定：保险经纪人是基于投保人的利益，为投保人与保险人订立保险合同提供中介服务，并依法收取佣金的机构，包括保险经纪公司及其分支机构。

第二，保险经纪公司是专门同风险打交道的风险管理专家，能够根据投保人面临的风险及实际需求，运用复杂的风险管理技术为投保人"量身定做"保险方案。

第三，在安排保险方面，保险经纪公司的参与能帮助投保人了解保险的法律关系，避免或减少因保险合同条款产生的误解和不必要的纠纷。

第四，保险经纪公司的专业技术服务，会增加保险合同实施的严密性和科学性。

第五，在实际操作中，保险经纪公司将及时跟进保险公司对保险合同的履行情况，根据保险项目的具体情况和要求，最大限度地将保险合同的保障范围给予完善，使保险合同最大限度地涵盖客户所面对的风险和所关心的问题，消除客户的顾虑。

保险经纪公司作为成熟保险市场上不可缺少的一员，相对于保险公司和保险代理公司来讲，具有不可替代的作用，在承保过程中体现出重要的价值。随着保险经纪公司的不断介入及其专业价值的不断呈现，将为我国受试者保护体系更好地引入保险机制及整个体系的建立和完善发挥重要的意义和作用。

# 规范临床用药指南一致性，减少 ADR 导致的医疗纠纷

药品不良反应（ADR）通常是指药物诊断和治疗难以完全避免的并发症，按照用药指南严格、合理使用药物，预防药品不良反应以减少患者身体损害。除了医师、药师应当严格遵照用药指南外，合理的临床用药指南体系也是保障合理用药、提高医疗质量的重要环节。如果临床用药指南规定相互冲突，按照指南用药的医疗行为实践中极易导致医疗纠纷事件发生。对常用药物严重不良反应进行临床再评价，是规范临床用药的重要手段。

## 1 碘普罗胺注射液导致患者过敏性休克案

患者男性，70 岁，因为肺部感染，于 11 月在北京的 A 医院进行增强 CT 检查。次年 7 月因为慢性阻塞性肺病、怀疑肺肿物在该医院进行 CT 平扫检查，8 月下旬在北京的 B 医院门诊复查，医师建议进行增强 CT 检查，因为增强 CT 检查造影剂碘普罗胺注射液导致患者过敏性休克，此后一直处于植物人状态。

患方争议：患者在 B 医院进行增强 CT 检查时，已经 70 周岁，有慢性阻塞性肺病，按照《中国国家处方集（化学药品与生物制品卷）（2010 年版）》属于对比剂风险的高危因素。对于高危患者应该预先使用抗过敏药，如氯苯那敏、糖皮质激素等口服或静脉注射。但是 B 医院静脉注射碘造影剂前没有预防使用抗过敏药，违反《中国国家处方集》相关规定。

而作为对照，上年 11 月 A 医院在增强 CT 静脉注射碘造影剂前预防使用地塞米松磷酸钠注射液 10 mg（2 支），造影后没有出现过敏性休克。

需要说明：《中国国家处方集》"20.3 对比剂风险的高危因素"包括：有对比剂过敏史者、过敏体质者、有原发疾病、特殊人群（65 岁以上老年人等）、长期用药等 5 类。"20.4.2 对高危患者采取预防措施"包括：预防用药（使用

低量非离子型对比剂、预先使用抗过敏药、预先给予糖皮质激素等 8 类）、减少对比剂用量、注意注射方式 3 个方面。

医方争议：中华医学会放射学分会、中国医师协会放射医师分会 2008 年制定的《对比剂使用指南（第 1 版）》2 碘对比剂使用指南中指出，"五、碘对比剂非肾毒性反应……（二）碘对比剂全身不良反应……3 针对碘对比剂不良反应处理措施（1）预防：①建议使用非离子型碘对比剂和不推荐预防性用药……"而且中华医学会 2009 年《临床诊疗指南（放射学检查技术分册）》中也明确不推荐预防性用药。

2013 年中华医学会放射学分会对比剂安全使用工作组发表的《碘对比剂使用指南（第 2 版）》中也无预防性用药的规定。但是《碘对比剂使用指南（第 2 版）》在"五、使用碘对比剂的不良反应……（三）碘对比剂全身不良反应……4 不良反应处理措施"部分删除了"不推荐预防性用药"的内容。

本案争议焦点：在增强 CT 静脉注射碘造影剂前未预防使用抗过敏药或者糖皮质激素是否符合诊疗规范。如果不需要预防用药，患者出现过敏性休克属于药品不良反应，医院没有违反诊疗常规；如果需要预防用药，未预防用药患者出现过敏性休克，则医院违反诊疗常规，存在医疗过错。

该争议的核心是我国临床用药指南冲突，即《中国国家处方集》《碘对比剂使用指南》《临床诊疗指南（放射学检查技术分册）》规定不一致。

## 2 临床工作用药指南来源

本案涉及的我国临床用药指南包括《中华人民共和国药典临床用药须知》《中国国家处方集》，中华医学会编著的《临床诊疗指南》《对比剂使用指南》，以及药品说明书等。

### 2.1 《中华人民共和国药典临床用药须知（2010 年版）》

根据《药品管理法》第三十二条"药品必须符合国家药品标准……国务院药品监督管理部门颁布的《中华人民共和国药典》和药品标准为国家药品

标准。国务院药品监督管理部门组织药典委员会，负责国家药品标准的制定和修订"，《临床用药须知》是《中华人民共和国药典》配套丛书之一，是由国家药典委员会医学专业委员会组织全国范围内各学科医药学权威专家，根据临床用药经验并结合国内外公认的资料编写而成。《临床用药须知》是由国家食品药品监督管理总局组织完成的药品临床应用的法定国家标准。

## 2.2 《中国国家处方集》

2015 年 4 月 24 日修订的《药品管理法》中并未提及《中国国家处方集》。根据《卫生部关于印发〈中国国家处方集（化学药品与生物制品卷）（2010 年版）〉的通知》（卫医政发〔2010〕10 号）：为深入贯彻落实党中央、国务院关于深化医药卫生体制改革的总体部署和要求，落实国家基本药物制度等国家药物政策，进一步加强药物临床应用管理，规范医务人员用药行为，推进临床合理用药，我部组织制定了《中国国家处方集（化学药品与生物制品卷）（2010 年版）》，现印发各地贯彻执行。

可见，《中国国家处方集》落实国家基本药物制度等国家药物政策，规范临床用药行为，由卫生部组织制定。虽然《药品管理法》中并未提及《中国国家处方集》，但《中国国家处方集》临床用药指南似应作为国家标准（技术规范）。

## 2.3 《临床诊疗指南》中临床用药指南部分

《临床诊疗指南》中关于诊断性用药和治疗用药的内容在临床工作中具有指导作用。

根据卫生部、国家中医药管理局、总后卫生部《关于应用〈临床诊疗指南〉的通知》（卫医发〔2006〕139 号）：为推动我国医疗工作科学化、规范化建设，规范医疗卫生机构和医务人员执业行为，不断提高医疗质量，保障医疗安全，保护人民群众健康和生命安全，卫生部、国家中医药管理局和总后卫生部共同委托中华医学会组织其专业委员会、中华口腔医学会和中华护理学会专家编写了《临床诊疗指南》……医疗卫生机构及其医务人员要在执业过程中参照执行。

《临床诊疗指南》侧重医务人员的执业行为，包括临床应用。虽然没有法律明确《临床诊疗指南》的技术层级，但似乎属于国家级技术规范。

### 2.4 《对比剂使用指南（第 1 版）》2 碘对比剂使用指南

中华医学会放射学分会、中国医师协会放射医师分会 2008 年制定《对比剂使用指南（第 1 版）》，是由行业学会、协会制定的行业标准性质的技术指南，该指南层级虽然不如《临床用药须知》等国家标准，但在专业领域技术性更强。

## 3 明确临床医师、药师临床用药指南的来源体系，明确基础或高层级用药指南

我国《处方管理办法》第十四条规定，"医师应当根据医疗、预防、保健需要，按照诊疗规范、药品说明书中的药品适应证、药理作用、用法、用量、禁忌、不良反应和注意事项等开具处方"，但是，如何获取不断更新的用药规范并未明确。

解决该问题可以借鉴英国医学会（General Medical Council）的做法，在其《处方开具与管理规范》（*Good Practice in Prescribing and Managing Medicines and Devices*）中的"5 知识更新与处方安全"一节中，明确应当学习药品和医疗用品管理机构（Medicines and Healthcare Products Regulatory Agency's，MHRA）、卫生部预警信息中心（NHS Central Alert System）、国家处方中心（The National Prescribing Centre）等机构提供的药品预警信息，应当熟悉《英国国家处方集》（*British National Formulary*），此外，还需要熟悉地方药品管理机构的相关信息。这些信息帮助保证医师用药处方的安全，这种伦理性指南可以不断更新，便于医师、药师检索使用。

医疗纠纷诉讼中一般需要医疗责任鉴定，而判定责任的依据是临床诊疗所依据的各种指南。如果各种指南观点一致，则不存在争议；如果观点不一致，可能产生指南适用的争议，特别是造成患者严重损害的事件。在司法实践

中，鉴定机构判断鉴定所依据的技术指南一般是按照《司法鉴定程序通则》第二十二条的相关规定，即"司法鉴定人进行鉴定，应当依下列顺序遵守和采用该专业领域的技术标准和技术规范：（一）国家标准和技术规范；（二）司法鉴定主管部门、司法鉴定行业组织或者相关行业主管部门制定的行业标准和技术规范；（三）该专业领域多数专家认可的技术标准和技术规范"。因此，应该明确将作为国家标准和技术规范的《中华人民共和国药典临床用药须知》《中国国家处方集》作为行业指南基础。

卫生健康委、专业学会、协会不断推出新的药物临床使用指南，临床医师、药师可能并不完全知悉。因此，明确必须遵守的国家用药指南（基础指南），如《中华人民共和国药典临床用药须知》《中国国家处方集》等十分重要。应规范建立便于医师、药师按层级查询的临床用药指南公示体系，将卫生行业标准［如中华医学会放射学分会对比剂安全使用工作组发表的《碘对比剂使用指南（第2版）》等］统一发布，既便于医师、药师检索使用，也便于后续制定的指南在类似问题上不和高层级的指南产生冲突，同时利于高层级指南发现存在问题以便及时修正。

## 4 加强指南冲突药物临床再评价

为落实党中央、国务院用"最严谨的标准、最严格的监管、最严厉的处罚、最严肃的问责，确保广大人民群众饮食用药安全"的要求，从源头上保障药品安全、有效，2015年7月22日，国家食品药品监督管理总局发布《关于开展药物临床试验数据自查核查工作的公告》（2015年第117号）。截至2016年1月20日，1622个注册申请中共有1356个被撤回或不予注册，原因包括数据不真实、原始数据记录丢失、分析测试过程不完整、数据不可溯源、修改数据等。撤回或不予注册的申请占比为83%。此前获得注册的药品，经严格评价80%以上存在上述问题。因此，对于临床用药指南冲突的药物开展临床再评价尤为必要。

## 5　未经临床再评价的药物应用指南与高层级（基础）指南冲突

### 5.1 药物临床评价是发布低层级药物指南冲突内容的前提

随着医药科技的发展，某些药物可能发现新适应证或使用方法。但将新适应证或使用方法写入用药指南，必须提供药物临床评价证据，高层级（基础）的临床用药指南据此修正。如果未经药物临床评价，则限制低层级指南规定药物应用的冲突内容。

### 5.2　药物指南冲突内容的解决

本案中，《中华人民共和国药典临床用药须知》未涉及碘造影剂预防用药，《中国国家处方集》明确规定碘造影剂的高危因素及预防措施，而作为卫生行业技术指南的《对比剂使用指南》明确不需要预防用药。比较过敏性休克对患者损害的严重性和预防用药增加的医生工作量而言，显然特殊患者应该预防用药。

药物应用临床指南由不同学会、协会完成，如中华医学会《临床诊疗指南》系列，中国医院协会《中国国家处方集》，中华医学会放射学分会、中国医师协会放射医师分会《对比剂使用指南（第 1 版）》等。建议参照《司法鉴定程序通则》的做法，保持技术指南内容的一致性，为临床医师、药师提供有效的技术指南。

综上所述，采取合理预防措施，降低能够导致患者严重损害的可预防的药品不良反应的发生率，从药品管理角度，妥善处理预防用药相关使用指南内容的冲突，建立药品使用指南的层级，加强指南冲突药物临床评价，保持临床用药指南内容的一致性，对于提高医疗质量、保障患者安全、减少医疗纠纷具有现实意义。

# 研究医生：请抬头看路，再前行

## ——参加一项临床试验中期研究者会有感

2015 年 6 月，由和记黄埔作为申办方发起，上海复旦大学附属肿瘤医院牵头的某一类新药治疗癌症 Ⅲ 期临床试验中期研究者会在上海举办。我作为青岛大学附属医院药物临床试验机构办的一名质控员，与我院参与该试验的一名研究者共同参加了该会议。席间，试验已启动、入组情况良好的几家中心与参会者共同分享了入组经验。其中，哈尔滨医科大学某附属医院的经验分享给我留下了深刻的印象。该中心自 2014 年 12 月启动，已入组 11 例受试者，居第 2 位。入组经验分享的特色之处在于移动互联网平台的利用。微信是国内多数群体都在使用的一款社交工具，该中心将其运用于药物临床试验当中。各项目负责人为每个项目建立一个群，其中包括主要研究者及参与该项目的所有项目组成员，以及申办方负责人、CRO 公司的监查员、SMO 公司的临床协调员，机构办公室对应的质控人员也参与其中。这样一来，项目进展的每一个细节就会以最有效的方式传达到相关各层次人员，从而各司其职，展开工作，协调统一。据分享者口述，自这种方式运用以来，不仅项目的入组速度大大提升，规范性问题也逐渐减少。

另一位引起我注意的分享者是常州市一家医院的医生。该中心自 2015 年 2 月启动，已入组 5 例受试者，居第 6 位。这位年轻的医生着重强调了项目主要研究者（PI）的重要性。该中心肿瘤科作为具备开展药物临床试验资质的专业，将在该专业启动的试验项目纳入每日交班内容，使得研究组内的每一位研究者都对于入排标准、试验流程、治疗措施、随访等方案相关内容十分熟悉，对于该中心的入组情况、试验进度了然于心。该专业同时承担的项目数也相当可观，但每一位研究者仍能思路清晰地完成试验。我想这在一定程度上得益于特殊的交班制度。

　　诚然，我们可以认为，每家医院有各自的特色与专长，可利用的资源也不尽相同，水平的参差是可以存在的。但再进一步沉下去想，如果每位研究者在医院现有的平台上，能从思想上真正重视药物临床试验，以严谨、扎实的态度对待试验过程中的每一个环节，收获的应该是不仅局限于表象的收益，这与学科的梯队建设、内涵提升、团队凝聚力都是相辅相成的。记得在国内一次学术会议上，北京某院的一位专家这样说过，在做一个决策之前，定位很重要，定位决定了人力、物力、财力的投入程度。我想，大至国策，微至个人选择，这句话都是适用的。具体到药物临床试验领域，国家层面上的管控越来越细化，审查越来越严格；申办方在研发新药中的投入也对临床试验的质量提出了更高的要求，由此催生了 CRO 公司、SMO 公司，分工更加细化；国际多中心试验项目更看好中国丰富的资源；国内各专业的研究者、带头人发起的临床研究数量亦与日俱增。我们的研究者准备好了吗？临床工作太琐碎、太繁忙，但真的请不要只顾低头拉车，要知道，只寻求梦想，而不付出努力是迷梦；而低头前行，不认清方向是徒劳。也许我们只是习惯了低头前行，请抬头，请自省，然后再前行，也许会走得更快、更远。

　　我国临床试验水平已逐步得到国际认可，也学到了国外许多先进的管理方法、研究设计理念和质量控制手段等。此外，参加国际多中心临床试验还能为中国培养一支规模庞大且高水平的研发队伍，有利于加速中国研发和研究人才的储备。近年来，中国在药物临床试验领域虽然取得了较为长足的发展，但依然在全球药物临床试验研发体系中居于较为落后的位置。要与国际接轨，需要中国政府、医院管理层、临床试验专家及制药企业等多方共同努力及通力合作。虽然很多医疗机构的研究者参与多项国际多中心临床试验，但仍然停留在操作层面，临床试验设计水平明显滞后。由研究者发起组织的临床试验中，前瞻性及随机对照研究很少，绝大多数无样本量计算依据，只是在中国人群中简单模仿重复国外类似研究，没有很高的学术价值，研究结果很难在国际一流期刊上发表。

　　作为药物临床试验机构办公室的一名质量管理人员，以上的思考也送给自己，共勉。尽管机构在临床试验中只是作为辅助的管理角色出现，在试验规范性上初步把关，在申办方与研究者之间进行信息沟通，保证试验资料的完整性。但我真的在憧憬：翻开任何一份病例报告表，不再有五颜六色的小标签纸；打开的每一份电子住院病历，都能看到受试者清晰的试验脉络；质控表格可以简化再简化；项目记录表格一栏，我们不再仅作为参加单位；方案讨论会上，研究者也能以大家的姿态主持会议；我院也作为多数药物Ⅰ期临床试验备选中心之一……我会为之感到深深的骄傲，相信作为一名热爱GCP的管理人员，像我这样憧憬的决不在少数。现在，机构办、申办方、CRO、SMO都对临床试验给予了足够的重视，而由于各种各样的原因，作为临床试验的主要践行者，研究者并没有完全重视起来。作为机构办的普通一员，我能想到的只有相信我们的研究者，相信你们作为临床试验的亲力亲为者，能把它当成一个事业来做，让更多的新药能以最可靠的数据造福病患。

每个医学生，无论承认与否，心中都藏着深深的情结，以科学的态度、严谨的作风，为善待生命尽一份卑微之力。我们在做，也做得还不错，再努力一点，再辛苦一点，加油。

最后，引用饶毅教授作为教师代表在北大2015年毕业典礼上的致辞结束此文："自尊支持自由的精神、自主的工作、自在的生活。祝愿：退休之日，你觉得职业中的自己值得尊重；迟暮之年，你感到生活中的自己值得尊重。"

# 拿什么拯救您，我的研究者

## 引子：

谨以此文献给拟承担或者已承担临床试验项目而心还游离在 GCP 之外的研究者，提醒研究者重视临床试验质量。题目效仿电视剧《拿什么拯救你，我的爱人》，以此来寓意机构办与研究者之间复杂的情感交织。因为机构人员是非常了解当今我国医生的困难处境的：工作强度大，医患风险高，科研压力大。但临床试验是医生提高诊疗技术、学术地位、科研能力的一个很好的方法，临床试验又必须保证其完整性和真实性，实属矛盾。在此，向在繁重医疗工作中还能关注临床试验并立志成为和已经成为优秀研究者的医生致敬。

## 题记：

津青之际，与三两好友叙谈，涉及 PI 职责之事甚是堪忧。想其运行三十余载，仍不如人意，虑及后果，唯想如何提高医师之兴趣与能动，壮我中华"P"之能力，遂奋笔疾书，一气呵成，虽为疑问，实则殷殷希望，吾辈幸得以"P"事之变革，欲凤凰涅槃，浴火重生。此为仓促写就，文笔粗糙，且无层次，乃信笔所致，谨以此文记，知我者谓我心忧，不知者权当虚无。

有一天，您说，我要承担临床试验项目，鉴于您第一次承担项目，抑或是您原来的项目刚刚被撤回。我们非常担心，您是否已经掌握 GCP 和 SOP 的真正含义？您是否了解"722"公告以来国家对临床试验数据高压监管的形势？您是否组织专业组的研究者认真学习过国家最近密集发布的临床试验相关政策？是否已经意识到作为研究者应该负的责任？您是否认真对照国家局的要求评估过自己到底有没有能力承担起"临床试验直接责任人"的责任？是否评估过自己到底能不能保证临床试验的真实性和完整性？您是否研读过国家局发布的对项目不予批准的公告？里面通报的各种问题您是否都明白？是否认真逐条核对过您现在进行的项目是否存在这些问题？如果您不以为然，那将是一个也会出现类似问题的风险信号。更甚至，您让人感觉到，作为研究者，临床试验的直接责任人，您对临床试验的认识仅停留在"接项目"这个动作上，并没有真正理解 GCP 的含义，如果是这样，我建议您暂时先不接为好。因为 GCP 是一个美艳的刚烈女子，您若好好待她，她必回馈您更多；您若不好好待她，她也不会让您好过，甚至会死给您看。所以，这样的女子不到做好充分的思想准备和具有一定的能力，还是先别惹她为好。

有一天，您说，我要承担临床试验项目，我们担心，您是否已经按照机构的要求真正建立起了科室的管理制度和 SOP，以及质控体系？这是做好临床试验最基本的条件，如果还没有或者还没有真正运行，您是否能保证您科室的医生都知道该如何做好临床试验？您是否还记得机构办为了指导各科室建立管理制度和 SOP 所付出的努力？找研究者开会，有的研究者没有时间，进行管理制度和 SOP 制定的培训也没有时间。所以，如果您要做试验，请把质控体系建起来，把临床试验团队建起来，并且多方培训让他们真正懂临床试验吧！因为对您严格要求的最终目的是让您尽可能做出一个高水平的临床试验，尽可能让您规避学术和法律上的风险。如果您承担的临床试验非常符合质控要求，您会在行业内以一个优秀研究者立威。否则，做出一个数据不真实、不完整的临床试验，您会让所有人陷入危险，从此，也许您的学术诚信问题被大家质疑，虽然您并不认为临床试验也属于学术诚信问题！

有一天，您说，我已经按照机构办的要求获得了 GCP 培训证书，我要做临床试验。可是我们仍然担心您是否真正掌握了 GCP 知识，证书只是一个形式，有证书并不等于能做出漂亮的临床试验。大家都知道机构老师为了大家的培训可谓绞尽脑汁，派出去参加培训的研究者真的达到效果了吗？GCP 培训会上收的培训费不少，报名的不少，但是听课的与报名的数量也差了不少！没有培训效果，GCP 证书也就值一块钱。大家都明白为了能把大家圈在培训会议室里听课，机构要求上午和下午都签到考试，所有签字一致者才获得 GCP 证书。我们也不想这样要求，但又能有更好的办法吗？即便我们把大家留在会议室，有的在看手机，有的在梦周公、冥想，仍然是"留住了您的人，留不住您的心"，总是打动不了您的心灵，做试验时，您仍然可能会出现不该出现的问题。您说，机构办是管理得严格了呢？还是应该更严？

有一天，您说，我要做临床试验，我保证能把试验做好，可是您是否知道，这句承诺的分量，我们担心您无法践行自己的诺言！因为一些规范试验的细节您并没有完全明白，特别是合同。您可知道机构办为了让医院和研究者避免不必要的责任承担，在合同签署时付出了多少努力？您为什么就不明白机构办一切都是为了您好，因为您要代表研究团队签合同并为此承担法律责任，合同中的法律责任条款，特别是受试者损害的赔偿问题是必须要约定清楚的。机构办把合同草稿送给您让您先审核，不一会儿您就把草稿签好字送了回来，让人无语。而如果谈判时间拉长，您就会埋怨机构办卡得太严。亲爱的研究者，如果有一天出现诉讼或者纠纷，合同保护您免于不该承担的法律责任和经济处罚，您才会感激机构办的严格把关。而如果您被判承担了本不应该由您承担的法律责任，您才会意识到合同谈判的重要性，但世界上有卖后悔药的吗？

有一天，您说，您要开始做临床试验了，于是机构办给您组织召开启动会，而您作为研究者竟然因为忙不参加，或者走马灯似地走了来来了走！让我们如何相信您会拿出更多的时间去开展临床试验并保证质量？我们特别担心，您是否知道筛选受试者时要由研究者亲自对受试者充分知情，不能代签字代签日期？您是否能把所有试验过程体现在病历里？您一时的疏忽或遗漏导致临床试验原始记录不全，可能为以后的数据无法溯源埋下祸端？您是否知道应该严格按照方案要求的顺序入组，稍有不慎就会破坏随机？您是否知道症状评分等重要无法溯源的数据不能随意改动？您是否掌握 AE 和 SAE 处理流程？是否对发生 AE 和 SAE 的患者进行了追踪和随访？您是否知道试验药物要开处方，口头告知是不行的？您是否明白临床试验药物必须按照试验方案规定的剂量使用，不能随意加减？您是否知道研究病历和 CRF 表中的选择方框内是要打叉的而不是打钩？您是否知道所有的化验检查都必须要在信息系统中可以溯源？还有很多细节您是否都已掌握并且完全避免？如果这些 GCP 最常规的要求您都多多少少地无法完成，您让我们如何相信您能保证临床试验质量？

有一天，您说，临床试验出问题为什么要让我担责任？临床试验是我下级医师做的，是研究生做的，是 CRA 让我这么做的，应该找他们，我是无辜的！亲爱的研究者，您是否知道，您作为 PI 在合同中签字就是要负责任的。我国 GCP 也是规定了研究者职责的，现在国家也认定您为临床试验数据质量的直接责任人啊！"722"以来，机构办高度紧张，度过了多少个不眠之夜，他们想用稚嫩的翅膀保护研究者和医院，生怕任何环节出现不该出现的问题。但是，亲爱的研究者，你们紧张过吗？你们主动对临床试验开展自查了吗？你们主动对照国家的新要求严格规范还未结束的临床试验了吗？当您看到兄弟医院被立案调查了，您还不紧张吗？难道非要立案调查到您头上，把您列入黑名单，才会意识到问题的严重性吗？

有一天，您说，现在临床试验不好做，弄不好还要承担责任，我不做临床试验了。可是，亲爱的研究者，您可知道对一个医生来说，开展临床试验对医生多么重要？往大了说，开展药物临床试验是国家赋予医生的神圣职责，您开展临床试验能让更多更好的新药走向临床，为老百姓造福；往小了说，开展临床试验和临床研究是一个临床医生的天职，把临床发现通过临床试验变成临床实践，最后变成临床决策，是提高您的医疗水平和学术水平的必需的工作。您不做临床研究，就不会在专业内有很高的地位。当其他教授在学术会议上交流他们手里随访的几百份病历，得到了多少有临床意义的结果时，您上去讲您杀了多少只老鼠，是得不到承认的。而且，开展临床试验可以锻炼团队的规范意识，因为临床试验的要求是高于医疗常规的，您还可以培养您的研究生规范的科研意识，对他们也受益终生。您没看到目前医院等级评审、重点学科等各种检查和认证都把临床试验作为重要的考核指标了吗？国家局和卫生健康委下一步还会把临床试验纳入医院的绩效和医生的晋升考核的，到时候，没有临床试验的绩点，您连评职称都受影响。所以，开展临床研究有这么多鼓舞人心的优点和意义，您怎能轻言放弃呢？

　　亲爱的研究者，您可知道，当机构办在细数各专业组涌现的一批又一批优秀的研究者时，那是何等的幸福吗？您可知道，作为管理人员，当您跟我说您的临床试验项目在学术会议上作为典型上台交流并获得一致赞扬时，那是何等的幸福！当您积极在群里参与讨论，经常沟通临床试验的细节，及时规范自己试验中的流程，那是何等的幸福！当我把合同草稿发给您审核，您咨询律师，审核条款，甚至一起与申办者谈判，那是何等的幸福！当看到您的临床研究在国际会议上参与交流，或者您发表了高水平的论文，那是何等的幸福！您可知道，当您告诉我您关注机构办，每当我们受到委屈或者取得成绩，能收到您的一句安慰或一个点赞，那将是何等的幸福！衷心感谢您能让我们得到这样的幸福感。

　　亲爱的研究者，您说，你们像打了鸡血似的，GCP 有什么魔力吸引你们？您不理解机构办人员为什么在如此高压监管形势下，在无"番号"、无编制、无粮饷的状态下，明知道从事 GCP 管理是一个高危职业，为何我们仍然狂热地选择了 GCP 事业？因为我们相信，通过我们的努力，总会有一批医师成为优秀的医生和研究者，我们的付出成就了您的提高，您的提高成就了我们的幸福！

　　而且，中国 GCP 事业是要快速走向世界前列的，作为亲历者，我们可能是堆砌祖国 GCP 事业成功的一粒沙，这是一种无法用言语表达的使命感，更是一种幸福！

　　亲爱的研究者，不再说拿什么拯救您了，也许有那么一天，你们真正强大了，你们才是拯救中国 GCP 事业的主力军！

# 提高 CRO 服务水平，需提高门槛与加强监管

在药物临床试验网《专家访谈》栏目采访南方医院国家药物临床试验机构办主任、药物临床试验中心主任许重远教授时，许教授曾说，如今国内 CRO 公司对临床试验参与度相当大，最近正打算写两篇关于 CRO 的文章，所以小编就邀请了许教授，请他站在机构的角度来谈谈 CRO。

许教授说，现在的 CRO 公司过于商业化且缺乏监管，CRO 最主要的工作本应是派出 CRA，但目前 CRA 工作的质量和效率着实堪忧。一方面，CRA 拜访频率不够高，间隔过久；另一方面，CRA 流动性比较大，更换频率过高，项目没完成，却换了几个 CRA 的情况屡见不鲜。

当前 CRO 公司已从本职的监查工作范围延伸出去，参与临床试验环节越来越多，却未受药监部门监管，在很多规范性问题上仍有欠缺。例如：从试验设计开始即由 CRO 公司起草完成，而并非申办者与研究机构（组长单位）；试验药物的准备也经由 CRO 之手，而不是申办者；还有实验室检查及数据管理与统计环节等，都有 CRO 参与。这些环节至关重要，如试验药物由 CRO 公司管理，但没有监管，那么这个环节出现问题怎么办？并且产品不是 CRO 公司的，就相当于"孩子不是亲生的"，责任心和珍爱之心都没有那么多。通常高质量、高标准的试验过程比较耗费财力，以至于 CRO 在试验设计时往往按照注册要求的及格线来设计。为了节约成本，CRO 会精打细算尽量在最省钱的情况下帮申办者达到合格线，但不会从试验质量角度出发，高标准去设计，这是 CRO 的一个致命问题。

越来越多的 CRO 还把触手伸向了实验室检测，尤其是把本该由医院检验科室等完成的实验检测拿去自己设立的实验室做，这部分费用自然留在 CRO 手里。但 CRO 的实验室并未经过卫生部门的室间质控考评，而且是属于医疗

机构之外的实验室，大多并未获得医疗资质的执业许可，不具备给临床发检验报告的资质，也不属于临床试验研究团队和体系中的一员，而医院检验科室在 GCP 机构资格认定时都是经过资质和条件的审核和检查的。2020 版 GCP 在第五章的第三十七条有这样的表述"申办者选择研究者应当符合以下要求：涉及医学判断的样本检测实验室，应当符合相关规定并具备相应资质"。

因此，CRO 要参与临床试验诸多环节，应具备某种资质和获得认可。而实际上，CRO 的资质无人考核，即使一个"皮包公司"亦可马上注册。没有人员要求，没有资金要求，没有技术要求，完全靠市场。虽然说太差的 CRO 公司没有企业与其合作，但往往市场上好的 CRO 公司少且贵，且也存在上述所谈及的逾越和合规问题，申办方有时选择余地也不大，只有勉强选择。所以建议，CRO 公司不应像普通公司一样随意注册，应达到一定的标准要求再准许其注册，就像机构要达到一定的标准才能认可一样。

目前，GCP 规范中只有申办者的职责，按规范要求 CRO 只能部分承担申办者委托的职责，申办者不能做的，CRO 也不能做，否则有越轨之嫌。对此，有些公司动辄就提国际化，好像一提国际化就"高大上"，不须再遵循当地法律法规了。其实任何国际规范和准则，仔细研读的人就会发现都有这么一条：遵守当地法律法规，尊重当地文化背景。

为此，许教授呼吁，提高 CRO 注册门槛，并成立评价、监管组织，使 CRO 公司不能随便无准入成立组建，应对其加强监管。如果研究机构和申办方对 CRO 完成的项目及相关质量能够进行评价，或者委托第三方组织实施，即使是非官方的，若能形成一个行业的评价，对试验设计、药物准备及统计等关键环节进行监控，有一定的限制和较高的要求，也将会提高 CRO 的服务能力和服务水平。

# 临床试验——因为热爱，所以坚守

能做到把保证患者用药安全有效、医院 GCP 的发展及个人兴趣结合，是一件非常幸福的事情，也是人生的价值所在。

回想起 3 年前的"722 事件"，曹玉的神色凝重起来。

作为从事 GCP 管理 15 年的老兵，曹玉从一个"菜鸟"到现在的"老菜鸟"，亲身经历了我国临床试验的发展变革。提起让业内人士刻骨铭心的"722事件"，曹玉说："这个里程碑事件对行业的影响是巨大的、深远的，我们作为年轻的 GCP 人，应该庆幸亲身经历这次新药研发和药物临床试验大变革，并为此付出努力。"

"722 事件"后，国家对临床试验的监管达到了一个前所未有的高度，这给临床试验的各方——监管方、申办者、CRO、SMO，以及机构和研究者都带来严峻的挑战。而如何保证临床试验的真实性、完整性和规范性，是每一方、每一个人都要直面解决的问题。

## 1  药物临床试验机构办地位尴尬

2015 年 7 月 22 日，CFDA 发布的《国家食品药品监督管理总局关于开展药物临床试验数据自查核查工作的公告》( 2015 年第 117 号 )，号称"史上最严的数据核查要求"，CFDA 用了"最严谨的标准、最严格的监管、最严厉的处罚、最严肃的问责"4 个"最"来要求药企，这一事件被业界称为"722惨案"。

不可回避的是，作为临床试验的责任主体，部分申办者和 CRO 并没有建立高效率的临床试验运营团队，他们在一定程度上承担不起应该承担的法律责任。目前对优秀、专业的 CRA 和 CRC 的需求量也达到了一个空前的高度，但从业人员的专业性和经验还有所欠缺，这就很容易导致临床试验出现问题。

## 临床试验没有事儿
### ——GCP 纵横杂谈

作为临床试验的另一个责任主体，临床医生目前也无法承担起其直接的法律责任。医生工作繁忙，绩效考评和职称考评体系与临床试验不挂钩，使医生没有时间，也没有积极性开展临床试验。虽然说临床试验是"做"出来的，不是"管"出来的，但是在目前的情况下，各药物临床试验机构办公室（以下简称机构办）的质控长时间内还是无法弱化，大部分医院的机构质控还是保姆式、管家式的。这也引出了一个尴尬现状：各机构办的人员不足。

"沉迷工作"布标是青岛大学附属医院（以下简称青大附院）药物临床试验机构办公室和 I 期临床研究中心每个成员的"标配"。说起个中缘由，作为办公室主任的曹玉表示，临床试验相关工作十分繁重，特别是新换了 I 期病房后，机构办和一期临床研究中心每个人的作息时间都已经改变，几乎没有休息，大家为了同一个目标在努力坚持着。

青大附院药物临床试验机构于 1999 年获得资质，在老一辈几代 GCP 人的努力下，该院的 GCP 工作一直以严格的流程和质控管理而著称。2004 年，曹玉开始从事药物临床试验的工作，从此扎根于这个领域。从背着相机，拿着笔记本在各科室忙于临床试验资质审核的助理，一直到今天的医院临床试验机构办公室主任，个中的困难和滋味也许只有从事机构管理的业内人士才能懂。

临床试验在医院很重要，机构办是临床试验机构的日常管理和技术部门，但是机构办在医院的地位很尴尬，因为卫生健康委在设置医疗机构必备的科室目录中并没有机构办这个设置。

根据医院的重视程度，目前国内机构办一般有兼职和专职两种形式。一部分机构办是独立部门，由专职人员管理；一部分设在科研部或者药学部下，由专职人员管理；还有一部分设在科研部、药学部或其他部门下，由兼职人员管理。

拿青大附院来说，2016 年在科研管理部下成立了药物研究管理办公室，配备 5 名专职人员进行临床试验的管理。青大附院机构办的 5 名专职人员运行起来人手都极其捉襟见肘，那些兼职管理机构的难处可想而知。

国家对临床试验盯得也很紧，国家局的核查一波接着一波，相关法律法规几乎每周都会发布，在这个过程中，最紧张的还是机构办的管理人员。但作为机构办的管理人员，越困难越坚持，这里面有着他们的情怀和执着。

曹玉说，中山大学肿瘤防治中心洪明晃教授曾经作过一个比喻："目前机构办就像一个派出所，抑或是居委会：人员不多事情多，权力不大责任大，地位不高要求高。机构办工作人员就像片儿警或居委会大妈，实行的是保姆式的管理。"当然，这也与目前临床研究者没有能力独自承担临床试验质量保证的责任有关。随着机构备案制的实行，不太受重视的机构办也许会更加弱化，而受医院重视的机构办也许要由保姆式的监管逐步向服务为主、监管为辅的管理模式转变。

## 2 临床试验对医生是把双刃剑

事实上，医生普遍没有关注到一个问题：临床试验对他们究竟意味着什么？

首先，临床试验是每一种新药上市必须经过的步骤，是国家赋予临床医生必须参加的神圣职责。把临床试验做好，把整个临床药物的有效性和安全性原原本本地体现出来，为患者的用药安全保驾护航，是每一个医生应尽的职责。

其次，临床试验可以提升研究者自身的能力。曹玉注意到，规范地做过临床试验的医生和没做过临床试验的医生在逻辑上、实践上和对待医疗规范的态度上完全不一样。临床研究的监管非常严格，试验的成功可以培养出医生规范的临床和科研意识。医生在临床上发现问题，通过临床研究来验证问题，从而形成新的临床实践，对于个人、科室、医院及整个学科领域的发展都有很大的推动作用。

再次，临床试验可以促进医生在行业内的学术交流，提高学术地位。临床试验很多都是多中心的，这就为普通医生与行业专家的交流建立了平台。"一般一个多中心临床试验需要二三十家机构参与，在方案讨论会和总结会上，分中心研究者的每一句话，每一个数据，每一份资料，专家们都看在眼里。"这就给医生提供了小范围的交流机会，提高他们在业内的认可度。

最后，临床试验有助于医生论文发表，对晋升、科研课题的申报也非常有意义。

曹玉认为，临床试验是一把双刃剑，对医生来说是锦上添花，而不是雪中送炭。不做临床研究，临床科室的医生们照样可以看病、搞科研、发论文，可以在业内拥有学术地位。但如果研究者不重视临床试验能力的提高，没有足够的能力保证临床试验质量，一旦出了问题，将会给临床医生带来非常不利的影响。因此，他建议临床医生要做临床试验就好好地做，规范地做，要是不能规范地做，干脆就别碰。

正如他在 2016 年的一篇文章《拿什么拯救你，我的研究者》中写的那样："药物临床试验是一个美艳的刚烈女子，您若好好待她，她必回馈您更多；您若不好好待她，她也不会让您好过，甚至会死给您看。所以，这样的女子不到做好充分的思想准备和具有一定的能力，还是先别惹她为好。"

## 3　不遗余力地帮医生提高临床研究水平

GCP 工作者们常常碰到这种情况：学术大会上医生们注意到很多潜在研究方向，心里痒痒的，但是不知道如何操作，只能来求助机构办管理人员。

所以，自 2013 年开始，在院领导的大力支持下，曹玉带领同事们细化临床试验管理，并不遗余力地呼吁帮助临床医生提高临床研究的水平，青大附院的 GCP 工作也走向了快车道：新申报资格认定，使临床试验专业组由 12 个扩大到了 22 个，建立了高标准的 GCP 中心化药房，干细胞临床试验机构获得资质，器械临床试验机构备案成功，与中国医学科学院血液病医院联合申报国家科技重大新药创制专项 GCP 平台获得立项，I 期临床研究中心建立运行并迅速在业内赢得同行的肯定与信任。这些成绩为青大附院申报国家区域医疗中心等重大平台奠定了基础。

现在，青大附院开始推行临床研究专项基金计划，支持年轻的医生开展多中心的临床研究；推行中药制剂发展专项基金计划，加快中药协定处方的转化。在医院的各种努力下，各科医生逐步认识到了临床试验和临床研究对学科竞争力和学术水平的促进作用。

有了支持，也要有传播方法。机构办开展了"临床试验方法学"系列讲座、"送 GCP 理念进临床科室"等活动，也是在力所能及地帮助临床医师提高对临床研究的重视，鼓励医生积极开展临床研究。近年来，青大附院教授的研究生开展临床研究方面课题的比例越来越多，而且他们要开展临床研究，导师都要让他们到曹玉这里来寻求帮助。青岛大学药学院开展临床研究课题工作的研究生在开题和答辩的时候，药学院的领导都邀请曹玉去把关和做答辩委员。

同时，曹玉也是 CFDA 和山东 GCP 的检查员，在做这些工作的时候，曹玉积累了不少经验。他说，通过考察临床试验机构的管理水平和对整个临床试验项目质量的把控，可以看出医院对临床试验的重视程度，能够看到机构办对临床试验的监管细节。换句话说，医院越重视，机构办管理越严格，医生的临床科研水平就越高。

医生的本职工作还是治病救人，无法拿出更多的时间来提高自己的 GCP 意识和水平。为此，曹玉在 2014 年联合几个专家一起建立了"G 帮 P 话"微信群，现在已经发展到 6 个分群，成员超过 3000 名，涵盖 GCP 从业者、医生、CRO 人员等，每天都在群里展开讨论。此外，他们还建立了微信公众号和千聊直播间，定期在线上举办网络直播，线下召开学术沙龙。曹玉与一大批 GCP 专家热衷于公益，努力提高临床医生的临床研究能力和水平，这也是曹玉感受到 GCP 带给他的幸福感和价值体现。

## 4 由保姆式监管逐步向服务式转变

随着国家新药研发政策的大变革，加大对新药研发的支持力度，虽说工作艰辛，但是 GCP 的春天才刚刚开始，更多的挑战和机遇等着他们去发现、去克服。对他个人来说，业内前辈的鼎力帮助、业内同行的认同，院领导的大力支持、院内各科研究者的无条件信任，促使了曹玉义无反顾地选择了 GCP 这个行业并为之奋斗，而且能做到把保证患者用药安全有效、医院的 GCP 的发展及个人兴趣结合，是一件非常幸福的事情，也算是人生的价值所在。

　　对于以后的工作方向，曹玉和他的同事们还在探索。对于机构办，曹玉希望能完善并转变机构的管理模式，由保姆式监管逐步向服务式转变，并努力提高青大附院 I 期临床试验的水平和学术地位。对于行业，他希望能呼吁促进临床医生积极开展临床研究，探索新的医疗体制改革下 GCP 的健康发展模式；对于自己，他希望可以维护好自己的微信平台，继续为 GCP 的大融合做一点工作。

　　15 年的 GCP 生涯，曹玉总结道：因为热爱，所以坚守。

# 每一个临床试验管理人员都是刀尖上的舞者

"722"这个里程碑事件过去了，对于从事 GCP 工作的人来说，这是一生都无法忽略的故事，同时感慨于在风华正茂的时刻经历了国家的大变革，每个人都有心中的故事，每个人心中的故事都延续一个主题，即"后722时代"机构在临床试验中扮演什么角色，临床试验应该怎么做，临床试验的真实、完整和规范应该如何保证。

作为从事 GCP 管理15年的老兵，青大附院机构办主任曹玉从一个"菜鸟"到现在的"老菜鸟"，庆幸亲身经历了我国临床试验的发展变革，并为此做出了努力，不仅提高了本院的临床试验质量，还提供了"G 帮 P 话"平台促进各方的交流和融合。

本期药研社走进青大附院对话曹玉主任，希望分享他在临床试验质量保障方面的经验与想法，愿与业内同行交流共进。

以下为访谈文字实录。

【药研社问】

曹主任，您作为 NMPA 和山东 GCP 多年检查员，能否给我们分享新形势下临床试验参与各方（申办者、机构、SMO、CRO 等）该如何保证临床试验的真实性、完整性和规范性？

【曹主任答】

首先说一下目前临床试验亟待解决的关键问题。第一，经过十几年的发展，特别是经过"722"的洗礼，大部分资深机构的质量管理体系趋于健全，临床试验的真实性问题已得到临床管理者和研究者的高度重视，但是，"722"之后新获得资质的临床试验机构的质控体系仍需要加强和经过项目运行来验证。"后722时代"临床研究面临的关键点是如何提高临床研究者的 GCP 能力和意识问题，这个问题是保证临床试验质量的瓶颈，也是每一个机构管理者都在考虑如何突破的问题。第二，部分申办者或 CRO 的质量控制体系和 CRA 的能力亟待完善，最新公告的一期医疗器械临床试验抽查结果也反映出一些申办者或研究机构（特别是新认证或备案的研究机构）对临床试验的质量还缺乏深入、透彻的理解。

其次是大质控体系的建立，随着我国出台的一系列临床试验相关法律法规文件，申办者和研究者对临床试验数据的直接法律责任得到了确认，作为临床试验的各方，均应该在临床试验质量方面扮演好自己的角色，承担相应质量责任。

机构：针对大家常说的机构内部质控来说，部分研究者对临床试验的质量意识薄弱，也许在今后相当长的时间内，机构保姆式的质量管理还会存在，但一些能力强的机构通过建立良好的培训及管理体系，提高临床试验参与人员的能力，逐步由保姆式的管理向服务为主、监管为辅的管理模式转变。

申办者 /CRO：申办者和 CRO 的质量体系需要进一步完善，对临床试验质量的把控能力需要提升。近几年，PM 和 CRA 的需求急速扩大，部分 CRO 从业人员的水平还需要进一步锻炼，按目前国内临床试验发展趋势，未来申办者会直接选择研究者，申办者 /CRO 的能力需要快速增强，并需要通过自己的质量体系来保证临床试验质量。

SMO：因为目前国内医院的体制原因，使得第三方 SMO 得到了蓬勃的发展，院外 CRC 悄无声息地占据了临床试验流程中非常重要的位置，研究者对 CRC 越来越依赖，因此，提高 CRC 的能力和素质也是临床试验质量保证的重要因素之一。

第三方稽查：虽然说临床试验是"做"出来的，但是稽查对于临床试验的提升也是必不可少的，因此，第三方稽查也是一支保证临床试验质量的重要力量。

因此，要想真正执行好大的质控体系，机构就应该强势地抓住研究者、CRA、CRC 和稽查这 4 个关键角色，细化对这 4 类人才的管理，再加上机构质控体系的辅助管理，基本上就能保证临床试验的质量，保证真实性、完整性和规范性。在此分享我们青大附院针对关键角色的管理：对研究者的管理，我们制定了较严格的 PI 准入机制，积极鼓励在核查、稽查、监查中表现优秀的，认同机构并对机构管理积极配合的，既往项目质量和样本量执行较好的，团队人员对临床研究均比较重视的 PI 开展高水平的临床试验，并激励他们发起 IIT 研究。我们于 2013 年启动了对申办者或 CRO 的 CRA 的考核与管理，CRA 执行项目需要经过机构的笔试和面试考核，不合格的将禁止在我院执行项目，并要求每次监查都要到机构办填写监查记录表，对每次发现的问题给机构办反馈，同时给予 CRA 足够的支持，对于 CRA 解决不了的问题，机构办直接参与协调解决。对 CRC 的管理，我们于 2015 年启动了 SMO 的优选合作机制，借鉴其他兄弟机构的经验，我们再慢慢优化优选机制的可行性和操作性；同时，我们对每一个项目都在合同中明确要求需要稽查。其实，管理严格的机构可能会让合作方感觉流程复杂一些，但申办者还是会对这样的机构更加放心，毕竟机构管理体系是对申办者管理体系一个很好的补充。

总的来说，临床试验未来的发展方向一定是临床试验各环节的重新融合，建立职业化研究团队，成立研究型病房或者研究型医院，切实保证临床试验的质量。

而目前机构管理理念的优化或转型，我个人认为，机构管理的下一步需要考虑以下目标：

① 为新药的成功上市服务，通过各个环节的努力，以及真实、完整、规范的数据验证，让真正安全有效的药物快速上市，服务于我们的人民群众。

② 为临床研究者服务，通过规范的质量管理，利用我们掌握的管理和临床药理知识，帮助医生真正成长为优秀的医者和研究者，帮助他们的团队开展高质量的临床试验研究，帮助他们验证其科研假设，提高他们的医学实践和学术水平。

③ 为受试者服务，通过完善的质量体系和急救体系，最大限度地保护受试者的安全和权益。

④ 为申办者服务，通过机构内部的质量控制体系，弥补申办方质量保证体系的不足，从机构层面为临床试验质量增加一份保险。

**【药研社问】**

曹主任，我们知道您在 2014 年联合几位专家一起建立了"G 帮 P 话"微信群，您能否分享一下建立"G 帮 P 话"的初衷是什么?

**【曹主任答】**

"G 帮 P 话"微信群是 2014 年我和几位专家在一次检查过程中偶然建立的，后来逐渐扩大发展，目前看来，该微信群满足了这几年行业飞速发展、从业人员能力差异、对问题的看法不一亟须交流这个主要矛盾需求，"G 帮 P 话"不是我的，是咱们大家的平台，我们目前有 7 个分群，有管理组，有帮主，有群主，有公众号，有直播间，算是一个比较成熟的微信交流产品，近几年给大家提供了一个热烈交流的平台，我们本着公益的原则，由一批热衷 GCP 事业的人坚持着，也对促进各方的交流和融合、促进新机构水平的提高起到了一定的积极作用。就如在微信群一周年的总结中说的那样:

"一年前的这一天，起初不经意的帮主和我，成就了今天'G 帮 P 话'的传奇。P 事中的情缘，只因对 P 事的热爱而执着。从此，人不分男女、地不分南北，英雄也不问出处。从此，无论旭日，无论夜半，'G 帮 P 话'微信群何曾冷落过。P 事难，做好 P 事更难，而我们一直在坚持。能推一步是一步，能推一米是一米。感谢群友的厚爱和信任，一年来的风雨同舟，我们一起挽手走过。冷静分析、热忱对待，不信讹传讹、人云亦云，始终以不变的心，来易来，去难去，无法割舍。祝祖国的 GCP 事业走向世界，变得更强。残雪暗随冰笋滴，新春偷向柳梢归。我们一起度过，一起见证!"

**【药研社问】**

据我们了解，曹主任您是从 2004 年开始从事药物临床试验工作的，从临床试验机构办公室秘书到临床试验机构办公室主任，是什么支持您一路前行?

**【曹主任答】**

"722"给一大批年轻的机构办管理者带来了很大的压力，也带来很好的机遇和很大的发展平台，每个机构管理者都在认真思考如何保证临床试验的真实、完整、规范的问题。临床试验工作与临床常规治疗工作的区别是:临床常规治疗只要患者得到了治疗，就不会有很大的问题;而临床试验做完了只是一个节点，最终要通过国家局的核查才算合格。在国家局的高压管理下，每个机构管理者都把维护医院的荣誉作为至高的责任。就像前两天和一位专家谈起刚刚发布的器械临床试验核查公告，她忧心目前一部分机构和申办者的责任意识，但一些有能力的机构又比较强势。其实，对于机构的强势，机构办主任最有感触，因为任何项目核查出了问题，医院都可能受到影响，每家医院都会承受很大的压力，都会把不出现问题作为管理的底线任务，承担项目的数量一般不作为机构办的考核指标。机构办管理者要保护医院、保护研究者、保护临床试验项目质量，即便内部质控流程再完善，机构管理者的心永远是悬着的，同时，小部分研究者的不理解和抱怨也给机构办带来一些委屈。机构管理者都是刀尖上的舞者。

但是，机构办这个群体又有一个共同的现象，就是越难越想做好，越难越无人退缩，因为热爱，所以坚守。

把自己的兴趣和职业有机地结合，是幸福的，几年的辛苦努力，2019 年我们继续，GCP 人永远在路上，负重前行，披荆斩棘，勇往直前！

# 亲历临床研究 20 年巨变

我从事临床研究工作 20 多年，同《医药经济报》的交往也有近 10 年。可以说，我随着《医药经济报》的成长而成长，也见证了中国临床研究的变化，感受良多。

## 一、CRO 腾飞用了 20 多年

20 多年前，CRO 很少，泰格是后起之秀。

20 多年前，我加入一家外资企业做 CRA 的时候，整个行业和监管部门都对 GCP 没有什么概念。

虽然 ICH E6 在 1996 年就已经颁布了，但在没有实际操作经验的情况下，大家对 ICH E6 并不是很理解。中国也在 1997 年颁布了第一版 GCP，又在 2003 年颁布 2003 版 GCP，仍然存在不少问题。最新一版 GCP 用了近 20 年，于 2020 年得以更新。2020 版 GCP 已经与 ICH GCP 非常接近了。

那时，还不知道 CRA 该怎么翻译，究竟翻译为"临床研究助理"，还是"临床研究协理"？后来确定翻译为"临床研究协理"，因为 CTA 才是"临床研究助理"。那时的医学部，注册和临床是结合在一起的。由于没有什么像样的临床研究，医学部的主要功能是做注册。没有什么临床研究可做，也不知道该怎么做。

那时，CRO（合同研究组织）很少，主要有昆泰、凯维斯、依格斯、日新和我建立的百汇鹰阁。

昆泰当年的总经理张丹后来在国内开了 CRO 方恩，另一位总经理翁丹在美国开了家 CRO。当年昆泰的总监周翔和方刚都移民去了加拿大，现在仍然从事临床研究工作。当年昆泰的 BD 是裴威廉，现在是项目预算方面的专家。

凯维斯实际上起步很早，总经理是谢燕彬，后来被 ICON 收购。

依格斯的创始人是高瞻，高瞻曾在拜耳担任中国区总经理。后来高瞻将公司交给了英国人 Mark，自己去办了"好医生"网站。依格斯曾是内资 CRO 中规模最大的，但后来被 PPD 收购，之后就失去了在中国市场的竞争力。

日新是日籍华人严浩的公司。日新是日本最大的 CRO，以数据业务见长。但严浩只重视数据业务，对中国的临床研究市场毫无兴趣，所以日新在中国的业务也萎缩了。

百汇鹰阁在我离职后业务不再增长，经历几次并购后逐渐消失了。

泰格是后起之秀。由于竞争对手的衰落，泰格赢得了良好的发展机会，成功上市并逐渐成为行业领跑者。

## 二、1997—2007 年，CRO 行业最艰难的年份

1997—2007 年，中国的临床研究行业经历了"从无到有"的阶段。

这段时间对于 CRO 行业来讲是最为艰难的。因为那时大家都对 GCP 没有概念，所以市场上也没有对 CRO 的需求。

我记得 1997 年，昆泰的裴威廉到我所在的外资公司医学部介绍昆泰的 CRO 业务，讲得口干舌燥。当时我觉得，我自己都没有什么研究可做，他们找我们能拿到什么业务呢？那时，我们的目标不是把临床研究做好，而是免临床。

百汇鹰阁于 2001 年在中国开展业务，最初百汇鹰阁的业务是 SMO（临床试验现场管理组织）。不过，当时大家对 SMO 并没有概念。我们遵照新加坡 SMO 的模式开展业务，同 10 家医院签订了 SMO 的合作协议。

中国的医院是不可能给我们任何服务费的，所以我将 SMO 改成了 CRO。第一个项目是统计项目，然后从统计项目连带出数据管理项目，然后才慢慢开始有项目管理和监查。同时，将自己培训的 CRA 租借给跨国公司。这批 CRA 由于表现出色，最后都留在了那些跨国公司。

最初开展业务时，我们总是从一家医院到另一家医院讲 GCP。很多医院

的机构办主任都不是很在意，但有少数机构办主任非常欢迎我们。那些主任后来都离开了医院，自己开 CRO 公司或加入了 CRO 公司。

## 三、2007 年之后渐入佳境，CRO 飞速发展

20 年前，临床研究刚起步的时候，得到药监局认证的机构才几十家，可谓千军万马过独木桥。因为研究者太忙，没有时间谈知情、写病历，CRA 根本就没有办法做监查，临床研究的质量可想而知。当时，我们就在思考：作为申办方，在认证过的医疗机构开展临床研究，若研究者坚决不按照 GCP 来操作，出现严重的质量问题，责任在谁？

直到今天，机构认证改为备案后，中国的临床机构仍然是世界上最为强势的机构。仍然有很多研究者认为，申办方找他们做临床研究，是在给他们增加工作量，是在给他们找麻烦。

2007 年后，中国的临床研究行业才渐渐发展起来，许多风投公司开始关注这个行业。CRO 行业的发展，不再单纯依靠服务费来滚动，泰格等公司得到了良好的发展机会。

2007 年前后，中国的 SMO 也发展了起来。中国的 SMO 能够发展起来的原因，是采用了直接向申办方收取服务费的方式。SMO 解决了研究者不填写病例报告表的问题。

那时，做 CRO 虽然艰难，却也在飞速发展。很多外资的 CRO 陆续进入中国，出现了外资 CRO 与内资 CRO 同台共舞的局面。但是，外资 CRO 主要还是做国际多中心的项目，内资 CRO 主要承担用于国内注册申报的项目。由于外资 CRO 的人员不断往内资 CRO 流动，内资 CRO 的专业化水平也越来越高。

## 四、两个划时代重磅政策

1. 2015 年的"722"公告

2015 年 7 月 22 日颁布的《关于开展药物临床试验数据自查核查工作的公告》（2005 年第 117 号），对中国临床研究行业有划时代的意义，药监局正

式对劣质临床研究说"不"。该公告让临床研究的质量得到了显著提高,让临床研究行业从"质劣价低拼成本"的恶性循环中解脱出来,企业对研发的投入从此有了巨大的提升。

2. 2020 年的机构"认证"到"备案"

但是,"722"公告并没有解决研究者不作为的问题。临床研究是研究者做的,不是 CRO 做的。如果研究者不作为,CRO 再努力也没用。

2020 年,机构认证终于被取消了,二级甲等医院在备案后也可以开展临床研究。这又是一个真正具有划时代意义的举措。现在,申办方可以选择那些愿意做临床研究的研究者,而不用去选择那些不愿做临床研究的研究者。只有那些愿意做临床研究的研究者,才会按照 GCP 的要求开展临床研究。中国临床研究的未来,或许应该离开大城市或省会城市,到小一些的医院去。

回顾临床研究这 20 年,一路跌跌撞撞地走过来,终于迎来了中国临床研究的黄金时刻。我们这一代人,也将自己最美好的 20 年献给了这个行业。虽然历经坎坷,我们对未来仍然充满信心。

# 临床研究结合远程技术是应急，更是趋势

2020 年，新冠肺炎疫情牵动着所有人的心，尤其是所有临研人的心。在行业面临巨大挑战的关键时刻，有新媒体记者电话采访了许重远教授，谈一谈当临床研究项目的进度和质量受到疫情严重影响时，当下如何有效地应对，未来如何有力地防范。

新媒体：新冠肺炎疫情打乱了医院正常的诊疗秩序和百姓的日常生活，我们临床研究领域也广受影响，研究者工作、患者随访都受到严重冲击。在您的领导下，CCHRPP 组委会在 1 月 30 日就及时发布了《重大突发公共卫生事件（传染性疾病）一级响应下临床试验管理共识（1.0 版）》，很快又升级到 2.0 版，想请您谈一谈这个共识对于行业抗击疫情有怎样的意义和帮助呢？

许教授：这个共识是面对疫情，在就医流程、医务人员的工作和就医环境的改变下的一个应急策略。在当前的形势下，我们要着重注意以下 3 个关键问题：第一，如何保护好受试者和医护人员；第二，如何保证受试者在临床试验中的治疗；第三，如何保障临床试验的质量。CCHRPP 共识是由行业内多方资深人士群策群力、集思广益的结果，我们希望通过一些准则和策略来减少疫情的影响和损失，所以主要围绕在疫情特定条件下的各方面工作制定了这一共识。共识 1.0 版本发布以后得到了业内很多专家的响应，我们迅速吸收其中有价值的建议和反馈后修订发布了 2.0 版本。并且，在实施过程中我们还会持续收集更多信息，如一些实际操作案例，及时根据反馈再进行调整，希望 CCHRPP 共识能够更有效地指导临床研究行业对抗疫情的工作。

新媒体：能否借这个机会，请您将 CCHRPP 共识当中的关键点对行业做更深度的解读？

许教授：首先由于时间和空间的限制，对在研项目来说，原有的随访模式一定会受到更大的影响。原有随访模式需要受试者回到医院，研究者和受试者

面对面做相应的问诊、检验检查和发药给药，而在疫情限制下这已经很难正常进行，所以必须寻找替代策略。受试者在家或在社区医院，研究者在中心，如何跨越空间上的距离架起桥梁？此时就需要先进的通信工具和线上平台来辅助解决。近几年互联网＋医疗的兴起，为今天的应用打下了良好基础，能够帮助解决现存的一些难题。卫生健康委已经在第 100 号文件中明确提出加强信息化支撑疫情防控下的医疗工作。如果我们发挥互联网的独特优势，引导患者线上随访，避开线下去医院交叉感染的风险，同时通过快递及时把药物送到患者手中，就可以保证患者得到及时的诊治和持续的用药。所以，我们在 CCHRPP 共识当中提到了充分使用通信工具和线上平台来开展当前的工作，包括线上随访、文书传递和各方的交流沟通、远程监查等，鼓励大家积极地探索。

新媒体：正如您所说，面对疫情的挑战，无论是卫生健康委，还是医院、企业、研究者、机构等，都在努力探索互联网＋、远程这样的新模式。药研社近日在行业内率先推出"基于硬件的远程临床研究模式"，我们也特别荣幸南方医院能够作为该模式的第一家试点单位，一起落地实现远程随访的场景。您觉得这个模式在疫情当下对于临床研究的进行会有什么样的帮助呢？

许教授：远程临床研究模式对于当前开展临床试验来说需求非常迫切，即使现有线上平台尚未完全成熟，也足以帮我们解决相当一部分问题，这也是一次历史性的意外挑战和考验。南方医院作为药研社远程临床研究模式的首家试点单位，我们正在多方讨论尽快运用这一模式来实现远程随访，包括 4 个重要目标：

第一，医患通过远程终端能够可视化、面对面交流；

第二，实现本地化检查，并将检查结果上传；

第三，在线平台能够充分记录试验相关的行为和数据；

第四，通过快递寄送药物，保证受试者用药的持续性。

目前，远程临床研究模式可以说是能够保证临床试验的进行和质量的唯一方式。

药研社：您提到疫情的应急条件下对远程模式的需求，展望未来，您觉得远程技术在临床研究领域的应用是否代表了一种显著的趋势？

　　许教授：远程模式在临床研究领域的应用前景我们非常看好，因为它的便利性可以进一步解决原有临床研究模式下的效率问题。在疫情下对远程模式的探索过程中，相信大家会有很多新的体验，在疫情过去后，这种体验会推动行业更快地拥抱互联网，拥抱线上的方式。经过这一特殊时期，相信未来远程随访、检验数据和医学影像的远程传输，包括线上召开研究者会和伦理会议等方式都可能成为行业的选择，让大家体会到远程的便捷，节省时间，集中精力在临床研究更重要的工作上。当然，线下的工作仍然不可或缺，而随着技术的不断发展，我相信线上和线下的有机结合将形成更加有效的研究模式。借助于不断发展的技术，我们愿意和药研社及全行业一起来探索远程临床研究模式，并且共同推动三级诊疗体系的发展，提升各级医院特别是基层医疗机构的诊疗水平和临床研究水平。

# 人工智能与临床研究

随着科学技术的发展，越来越多新的技术和手段被应用到临床研究中。很多人认为，监查员的工作只是对数据的机械核对，监查员会逐渐失去其存在的价值，迟早会被人工智能（AI）所取代，这种担忧是否有道理呢？

实际上，随着 EDC（电子数据采集或电子的病例报告表）的广泛应用，美国 FDA 在 2013 年推出了 RBM（基于风险的临床研究监查），强调了远程监查的作用，希望通过远程监查来取代现场监查。当时对 CRO 行业震动很大，很多监查员以为自己会失去工作。在北美地区，一些离职的监查员不再像以前那样很容易就找到下一份工作。例如，我的一位在西雅图工作的同事离职后就改行卖巧克力了。但这种局面没有持续很长时间。因为 FDA 虽然鼓励采用基于风险管理的远程监查，但丝毫没有放松对质量的要求，临床研究的监查和质量控制仍然是一份非常依赖人工的工作。基于风险管理的远程监查的推出，不但没有实质性地减少该有的现场监查工作，反而增加了风险管理和远程监查，需要花费在监查上的人工反而更多了。所以那位改行卖巧克力的同事，后来很快回到了临床研究的行列中。

就像远程监查最终无法完全取代现场监查一样，AI 最终也无法真正取代监查员的工作。AI 技术在临床研究中的使用，无疑会提高临床研究的效率和效果，但最终无法取代监查员的人工劳动。AI 不会导致监查员数量的减少，而是会进一步提高临床研究的质量，提高临床研究的速度。这是由临床研究行业以下的特性决定的。

第一，临床研究行业是一个不断追求完美，而又无法完美的行业。对质量、速度和成本这 3 个彼此矛盾的方面的追求是没有止境的。没有最好，只有更好。新技术的使用会带来好处，也带来了更高的要求。

第二，临床研究变得越来越复杂。虽然新技术的使用可以提高临床研究质量、加快临床研究速度、减少临床研究成本，但现实的情况是临床研究的速度并没有加快，成本越来越高，质量问题依然存在。

第三，AI 技术用于临床研究，可能会受到很多法律法规方面的限制。例如，通过 AI 技术直接将医院电子病历中的数据提取到电子病例报告表（EDC）中，可以节省数据录入的成本，同时避免了数据录入过程中出现的错误。但医院不一定会同意将电子病历开放给第三方，如果医院不同意，那么这种技术就无法实施。况且，对于多中心的临床研究而言，不同的医院可能使用的电子病历系统不一样，这就导致有的医院可以使用这样的技术，有的医院不能使用这样的技术。由于不同的中心要求不一样，采用这种技术反而会增加管理上的成本，甚至增加的成本会高于数据录入的成本。在未来的临床研究领域，中心的数量会更多，每个中心的受试者会更少。在一个中心只有几例受试者的情况下，人工数据录入的成本并不高。虽然 AI 技术可能会减少监查员在原始资料核查方面所花费的时间，同时提高数据质量，但是，有些监查工作不是 AI 可以代替的，如与研究者的沟通、研究人员的培训、临床研究必要文件的收集和整理、设备设施的查看、临床研究用产品的计数和核对等。

所以，监查员不必担心自己的工作最终会被 AI 所取代。但 AI 技术在临床研究中仍然具有广泛的前景，例如：

AI 技术也许可以用于对临床研究文件的整理。现在对于临床研究必要文件的管理，逐渐使用扫描文件和电子文件替代了纸质文件。AI 技术或许可以自动识别缺失的文件并对归档错误的文件进行改正。

虽然电子病历系统是封闭的系统，但是 AI 技术或许可以用于这个封闭系统中对潜在受试者的识别，研究者通过 AI 技术来寻找潜在的受试者。

AI 技术也可以应用于读片。有报道称，AI 技术的读片准确率比人工读片高。用 AI 替代人工进行读片可能让人存疑，但至少 AI 技术可以帮助对图片上的受试者私人信息进行识别，并进行匿名化的处理。

综上所述，AI 等新技术的使用，会增加临床研究的效率，提高临床研究的质量，但是不会取代监查员的工作。不管技术领域发生怎样的进步，监查员始终是必不可少的。

# 真实世界研究的操作

2020 年 1 月 7 日，国家药监局颁布了《真实世界证据支持药物研发与审评的指导原则（试行）》，介绍了真实世界研究的背景和目的、相关的定义、真实世界证据对药物监管决策的作用、真实世界研究的基本设计、真实世界证据的评价及与审评机构的沟通交流。该指导原则明确了真实世界研究的地位和作用，对中国真实世界研究的开展具有重大意义。

## 1 真实世界证据如何支持药物研发与审评

该指导原则指出，真实世界研究的基本设计包括实用临床试验、使用真实世界证据作为外部对照的单臂试验和观察性研究。通过真实世界研究获得的数据，形成真实世界证据，其适用性通过数据的相关性和可靠性来评估。通过良好的研究设计，使得真实世界数据与临床问题密切相关，通过良好的质量控制，使得真实世界数据具有可靠性。

该指导原则指出，可靠性体现在数据的完整、准确、透明和具有质量保证。开展高质量的真实世界研究，需要良好的质量控制。

在真实世界的数据具有相关性和可靠性的前提下，形成真实世界证据，可以用于支持药品的审批。相关的审批包括对新药注册上市的审批、已上市的药品变更说明书的审批、上市后再评价的审批、名老中医经验方及中药医疗机构制剂的审批。

## 2 真实世界研究与用于新药注册的临床研究的异同点

虽然真实世界研究也可以支持新药注册，但是与用于新药注册的 I、II、III 期临床研究相比，真实世界研究的试验设计和统计方法具有多样性，即使是属于真实世界研究的实用临床试验（Pragmatic Clinical Trial，PCT）的设计，在入选和排除标准上要求比较宽泛，统计方法上也比较多样，而Ⅰ、Ⅱ、Ⅲ期的临床研究，在试验设计、操作程序和统计方法上已经比较成熟。但共同点是，对于这些研究都需要良好的质量控制。

## 3 很多真实世界研究为什么最后没有进展下去

在国内刚开始有真实世界研究概念的时候，很多药厂就开始开展真实世界研究，但很多真实世界研究没有进展下去，最后不了了之。其原因主要有以下几个方面。

（1）目的不正确

一些药厂开展真实世界研究的原因是为了合法地转化销售的费用，实际上这是行不通的。如果要开展一个真实世界研究，其费用是远远高于药品促销费用的。同时，任何形式的直接给医生付费，都有合规方面的风险，开展真实世界研究并不能减低此类风险。

（2）预算问题

如前所述，如果是按照促销费用来做真实世界研究的预算，那么这个预算肯定是不够的，研究会半途而废。

（3）质量管理的问题

实际上这也与预算有关。虽然真实世界研究不要求有新药Ⅰ、Ⅱ、Ⅲ期临床研究那样的质量管理，但是如果没有正确的质量管理的话，研究是进行不下去的。一些药厂将原来的医药代表转化为真实世界研究的监查员，但他们缺乏必要的培训，不能很好地完成相应的工作。

## 4 真实世界研究实操过程中应注意的问题

要做好一个真实世界研究，应该避免出现上述情况，同时还应该注意以下问题。

开展真实世界研究要符合有关法律法规的要求，符合源自 ICH GCP 和《赫尔辛基宣言》的伦理学原则。同时，一些真实世界研究的目的是要用于药品注册申报的，对于这样的研究，药监局可能会对该研究进行核查。所以，更需要符合 ICH GCP 和有关法律法规的要求。

开展真实世界研究，需要获得医院的机构和伦理委员会的批准。相对于Ⅰ、Ⅱ、Ⅲ期新药临床研究而言，真实世界研究的风险相对较小，但这并不意味着真实世界研究在立项和伦理方面就容易一些。就机构立项和批准而言，在一些医院，真实世界研究不是归临床药理机构来管理，而是由科研处来管理。而科研处对于研究的审批有不同的流程和标准，真实世界研究可能在科研处的审评流程中无法归类。或者说，一些医院的科研处没有成熟的流程来审批真实世界研究。而对于Ⅰ、Ⅱ、Ⅲ期的临床研究，各家机构都有成熟的流程，同时需要及时满足临床对新药的需求，机构的审批反而容易一些。伦理委员会对真实世界研究的审批有时也会遇到问题。如果真实世界研究的目的仅仅是探索性的，就不容易得到伦理的批准。但是由于药品的疗效和安全性在上市后已经得到了确定，真实世界研究也不能是验证性的临床研究，所以，真实世界研究在伦理的审批上往往也不是一帆风顺的。在研究设计的阶段，应该充分考虑伦理审批方面的问题。

遗传办的审批。纯内资企业的真实世界研究，不涉及使用机构外的实验室的，不用遗传办的批准。但是，只要企业中有外资的部分，都是需要遗传办批准的。而且，真实世界研究如果不是以注册申报为目的，都需要遗传办的批准，而非备案。因为真实世界研究一般不会涉及中心实验室或样本出口的问题，所以，在获得遗传办批准方面，真实世界研究一般不会有任何问题。但是，有些真实世界研究没有去做该项申请，就可能会有问题。

知情同意书的问题。卫生计生委在 2016 年 10 月 12 日颁布、2016 年 12 月 1 日开始实施的《涉及人的生物医学研究伦理审查办法》的第四章第三十三条至第三十九条，对所有医学研究的知情同意书的相关问题进行了明确的规定，仅以下两种情况可以免于签署知情同意书：①利用可识别身份信息的人体材料或者数据进行研究，已无法找到该受试者，且研究项目不涉及个人隐私和商业利益的；②生物样本捐献者已经签署了知情同意书，同意所捐献样本及相关信息可用于所有医学研究的。一些国内的企业开展了一些大型的真实世界研究，因为受试者的数量庞大，所以采取了免知情同意书的方法，实际上是有风险的。美国的相关法规 45cfr46.116（d）中，规定了以下的情况可以免除知情同意书，也许可以作为借鉴：①研究对受试者风险不大于最小风险；②免除知情同意不影响受试者权益和健康；③没有知情同意的免除，研究无法有效实施；④如有必要，适当时候可向参加研究后的受试者告知有关情况。其中，最小风险是指参加研究带来的损伤和不适的可能性和程度不大于受试者在日常生活中遇到的情况，或常规的体格检查、心理检查或测试带来的损伤和不适。总的来讲，对于一些前瞻性的研究而言，免知情同意书基本上是不可行的。

同时，《涉及人的生物医学研究伦理审查办法》的第三十六条中规定了知情同意书应当包括以下内容：①研究目的、基本研究内容、流程、方法及研究时限；②研究者基本信息及研究机构资质；③研究结果可能给受试者、相关人员和社会带来的益处，以及给受试者可能带来的不适和风险；④对受试者的保护措施；⑤研究数据和受试者个人资料的保密范围和措施；⑥受试者的权利，包括自愿参加和随时退出、知情、同意或不同意、保密、补偿、受损害时获得免费治疗和赔偿、新信息的获取、新版本知情同意书的再次签署、获得知情同意书等；⑦受试者在参与研究前、研究后和研究过程中的注意事项。这些是真实世界研究必须遵守的。美国的法规 45cfr46.116 也有类似的规定。

质量控制的问题。真实世界研究也应该有项目管理、监查、稽查等，只是在程度和要求上不一样。很多人有一种错觉，那就是真实世界研究在监查上的要求较新药的注册研究低，要简单一些，但实际上不是这样。两种研究各自有各自不同的要求，各自有各自的难点。真实世界研究涵盖的研究中心数量庞大，入组受试者的数量也远远大于注册研究。而且一些真实世界研究的目的也是用于新药的注册，在这样的情况下，其项目管理和质量控制的难度并不小于新药的注册研究。如前所述，一些医药公司在开展真实世界研究的时候，直接将销售人员经过简单培训后变成监查员，用销售的费用来开展大型真实世界研究，实际上是不可行的。

真实世界研究往往会采用远程监查或中心化的监查，但很多公司对远程监查的理解有误。他们认为给研究者打打电话、催催进度就是远程监查了。实际上远程监查同传统的现场监查一样，也需要制订监查计划，要有预约函、监查报告和跟进函，远程监查可以单独开展，也可以配合一定数量的现场监查来开展。"没有记录就等于没有发生"，这句话也同样适用于真实世界研究。对于真实世界研究，也要保管好总文件夹和每个中心的文件夹，让所有的记录都得已妥善保存。通过临床研究过程中产生的各自记录，确认临床研究的过程得到了良好的质量控制。特别是那些用于注册目的的真实世界研究，对这些记录的保存是非常关键的。如果药监局对临床研究进行核查的时候，相关的记录不能体现临床研究过程中良好的质量控制，那就会是一个问题。

综上所述，药监局给出了《真实世界证据支持药物研发与审评的指导原则（试行）》，但是在操作层面，如何正确实施一项真实世界研究，还有许多问题需要解决。

# 第六篇
# 海外攻玉篇

# 听耶鲁大学 HRPP 主任谈绿色环保行动

在一次会议上，耶鲁大学临床研究中心（YCCI）HRPP 主任 Jan Hewett 女士给我们介绍了在 YCCI 是如何开展绿色环保行动的：耶鲁大学的首要使命是将环保意识付诸实践。例如，虽然受试者临床研究电子应用系统已经处于早期发展阶段，并在不久的未来在各高校推广，但是现在大多数的申请都是通过书面形式提交给耶鲁大学的伦理委员会（IRB），这种做法一点都不环保而且成本高。

Jan Hewett 主任介绍，为了持续地推广绿色环保行动，在 2012 年年末，耶鲁 HRPP 的员工发起了一项质量改进项目，旨在将 IRB 转变成一个环保友好型机构。首先，HRPP 起草了一份可持续发展声明来表示对可持续发展办公室做出努力的认可，一同构建校园的可持续发展文化。并采取了以下的策略：

① 减少台式电脑的打印机设备，支持联网打印机（可减少墨水，用电和纸张）；

② 修改字体大小和页边距（小于 1 英寸）；

③ 提前向参与者发送 PPT 电子文件，减少打印资料；

④ 批件不再使用铜版纸打印（铜版纸的价格是普通纸张的 5 倍）；

⑤ 减少项目初次申请要求的打印材料数量；

⑥ 面向研究者和员工开展可持续发展教育；

⑦ 不再向伦理委员会发送分类申请的打印表格。

Jan Hewett 主任介绍，每个月 YCCI 的教育都会有不同的可持续发展主题。例如，2 月的主题是纸张消耗量。耶鲁 HRPP 的目标是到了 2016 年，纸张消耗量减少 15%。耶鲁大学的大目标是每人每天少打印两张纸，这会对减少整体纸张消耗量做出很大贡献。YCCI 加入了 "– 1 工程"，将审查工作表的字体调小一个号（如 12 号调小至 11 号）。除了改变页边距，也会减少初次申请的页数（减少 2 页）。去年，YCCI 通过了 1281 个首次申请，相当于每年可减少 2562 页纸。另外，YCCI 的其中一个 IRB 已经取消了每项申请的三角表格打印，相当于每人每天至少节省 2 页纸。另外，还有人提议把首次申请的资料打印减少到只用 1 张纸，那意味着每年可节省 8640 张纸！例如，在 2012 年 10 月，每 50 个首次申请的项目，有 36 个不通过并且会在监督审查或者会议审查上提交修改，平均每项申请消耗 20 页纸。只要做出如此简单的改变，至少就能救活一棵树。而且 YCCI 现已开始运用追踪软件来追踪联网打印机的打印任务数量。初步数据表明，"减少打印"功能可以提前发送需要打印的任务，为了减少步行至联网打印机的次数，员工有意识地减少不必要的打印。除了这些措施，还包括：①使用废纸来做笔记；②减少使用小型取暖器；③观察校园温度设定值；④在电脑和打印机上选择省电模式；⑤设定高效能照明标准；⑥使用清晰的循环利用提醒标志等。

谈到未来计划，Jan Hewett 主任说将在 YCCI 继续致力于可持续发展，并且不局限于目前所做的。更重要的是，整个机构不仅要强调内部的可持续发展过程，还要在一个系统的层面上影响人们的行为。并寻求应用系统的不断发展，最终取消纸张的使用。目前正在推行这一政策，为非营利组织赞助的研究提供指引，要求申办者和研究者在向 IRB 提交申请时强调研究记录保存和"销毁"模式。在耶鲁大学可持续发展机构的帮助下，中心将会继续为研究者和员工提供教育信息和环境友好型解决方案。

# 机构的 AAHRPP 认证标准

AAHRPP 认证包括 3 个领域：领域 I ——机构组织；领域 II ——机构审查委员会或伦理委员会（IRB/EC）；领域 III ——研究者和研究团队。本文对第 1 个领域机构组织的认证审查标准作一阐述。

标准 I-1：机构拥有系统的、综合的人体研究保护体系，来保护所有的受试者。机构中的每个工作人员都清楚了解并严格遵守项目中的制度和规程。

（I.1.A）明晰研究活动和适用的规则；明晰研究涉及人体受试者，范围和约束；明确需要和不需要审核的内容

（I.1.B）机构领导力广为认可

（I.1.C）IRB /EC 的独立性

（I.1.D）明晰机构的伦理标准；明晰 HRPP 的各个组成部分；上述适用的同等保护措施

（I.1.E）有相关的教育活动

（I.1.F）审核研究的科学有效性过程

（I.1.G）适用法律的应用

标准 I-2：机构需确保该 HRPP 项目在执行和监督过程中有足够的资源保护受试者的权益和福利。

（I.2.A）财政和人力资源分配

（I.2.B）如有需要进行定期评估和调整

标准 I-3：当跨国研究在机构的主要地点实施，需要严格遵守 HRPP 项目中提出的伦理准则，达到受试者保护的同等水平，并遵守当地的法律，考虑文化背景。

（I.3.A）在审查中，确保适当了解本国的知识和技能

（I.3.B）研究者和研究团队的资质

（I.3.C）了解地方法律

（I.3.D）知情同意过程

（I.3.E）与当地 IRB 或 EC 进行沟通和合作

标准 I-4：机构要回应受试者的担心。

（I.4.A）为受试者设立以下机制：讨论问题、担忧点及疑问；获取信息；做出回应

（I.4.B）有帮助受试者加强对研究的理解行动

（I.4.C）社区成员参与研究设计和执行

标准 I-5：机构依照机构制度、规程、适用法律法规、准则及指南实施项目，如有必要，机构可衡量和改进它们，以及可衡量和改进 HRPP 项目的质量、效率和有效性。收集客观资料数据进行评估。

（I.5.A）遵从性

（I.5.B）质量、效率、有效性

（I.5.C）研究者和团队可以提出担忧和建议的机制

（I.5.D）鉴定、监管和报告（如强制）违规情况

标准 I-6：机构具有并遵守书面的制度和规程，以确保研究顺利实施，财政利益冲突也能得到确认、管理，最小化冲突甚至消灭冲突。

（I.6.A）机构利益冲突

定义

识别和公开

评价和管理

（I.6.B）个人利益冲突

定义

教育

识别和公开

评估

管理和监督

必要时进行报告

标准 I-7：机构具有并遵守书面制度和规程，以确保研究中的任何研究对象或未注册的产品遵从了所有的适用法律和法规要求。

（I.7.A）未注册产品通过了适当的监管批准和豁免

（I.7.B）未注册产品的处理遵照了监管要求和机构规章

（I.7.C）遵守监管要求，管理未注册产品的应急使用

标准 I-8：机构与公众、同行和申办者协作，以落实 HRPP 针对所有受试者的保护要求。

（I.8.A）与申办者签订的书面协议申明：对与研究相关的损害，应给予受试者医疗护理

（I.8.B）实地监查应及时报告给机构：关于影响受试者健康或影响研究实施的事项

（I.8.C）监查到数据和安全性的问题应及时报告给机构

（I.8.D）研究者公开和披露研究结果的责任：

研究结束之后，如果受试者的安全可能受研究影响，为了及时通知受试者，与研究者和机构的协议应包括申办者将告知研究结果给受试者的内容。

# IRB/EC 的 AAHRPP 认证标准

AAHRPP 认证包括 3 个领域：领域 I ——机构组织；领域 II ——机构审查委员会或伦理委员会（IRB/EC）；领域 III ——研究者和研究团队。本文对第 2 个领域 IRB/EC 的认证审查标准作一阐述。

标准 II-1：IRB/EC 的架构组成要与被审查研究项目的数量和性质相称，同时遵循适用法律、法规、准则和指南。

（II.1.A）IRB/EC 要有适当的专业性和代表性

（II.1.B）合资格的主席、成员、替补和工作人员：

要求—任命—职能—定期评估和反馈

（II.1.C）伦理审查独立于商业利益

（II.1.D）IRB/EC 成员的利益冲突

（II.1.E）IRB/EC 的每位成员都有合适的审核方案的专业性

标准 II-2：IRB/EC 要评估每个方案或研究计划的内容，以确保受试者的利益得到保护。

（II.2.A and B）若适用，使用豁免权

（II.2.C）召集 IRB/EC 启动会议程序

（II.2.D）召集 IRB/EC 启动初审和持续审查，以及方案修改审查的程序

（II.2.E）启动简便方式的初审和持续审查，以及方案修改审查的程序

（II.2.F）具有提出涉及损害受试者利益或其他难以预料问题的程序

（II.2.G）暂停或终止已批准研究的程序

（II.2.H）管理多中心研究的程序（如果适用）

标准 II-3：IRB/EC 需根据适用法律、法规、准则和指南，批准每项研究方案或计划。

（II.3.A）分析风险和潜在的利益

（II.3.B）充足的数据和安全性监查计划

（II.3.C）公平选择受试者（包括广告、招募式和酬劳安排）

（II.3.D）保护受试者的个人隐私及利益

（II.3.E）身份识别数据的保密

（II.3.F）充分的获取知情同意的过程

（II.3.G）获取知情同意过程的记录

（II.3.H）豁免或更改知情同意的过程；豁免记录知情同意过程的要求

标准 II-4：对于弱势群体受试者，IRB/EC 应给予其额外的保护。

妊娠妇女、胚胎和婴儿（B 分类）

囚犯（C 分类）

儿童（D 分类）

拒绝同意的成人

自主决定能力较弱的个人

其他弱势群体

（II.4.A）附加的保护（与知情同意过程无关）

（II.4.B）知情同意能力评估

（II.4.A and B）同等的保护（若适用）

（II.4.C）有预案的应急研究（若适用）

标准 II-5：IRB/EC 应持续记录其活动和行为。

遵守法规要求、申办者的要求和机构的制度及规程

（II.5.A）与方案审核相关的完整的材料

（II.5.B）IRB/EC 讨论决策的记录文档

# 研究者的 AAHRPP 认证标准

AAHRPP 认证包括 3 个领域：领域 I——机构组织；领域 II——机构审查委员会或伦理委员会（IRB/EC）；领域 III——研究者和研究团队。本文对第 3 个领域研究者和研究团队的认证审查标准作一阐述。

标准 III-1：除了遵守适用法律和法规要求，研究者和研究团队应遵循伦理准则和专业标准。在设计和执行研究时，研究者和研究人员应注意把保护受试者的权益和福利作为重中之重。

（III.1.A）了解 HRPP 监管活动的范围和研究行为

（III.1.B）鉴定和公开财经利益

（III.1.C）使用健全的研究设计

（III.1.D）拥有开展试验必须的资源与条件

（III.1.E）公平公正地招募入选受试者

（III.1.F）采用适当的知情同意过程，并予以记录

（III.1.G）处理受试者的担忧，投诉，以及知情要求

标准 III-2：研究者和研究团队要遵循实施研究的要求，遵照适用法律、监管、准则和指南要求，以及机构关于保护受试者的制度和 SOP；尊重 IRB 或 EC 的决定。

（III.2.A）有足够的培训经历和经验

（III.2.B）持续关注和质控每个研究项目及研究人员

（III.2.C）遵照方案要求并遵循机构、IRB 或 EC 的要求

（III.2.D）按要求进行报告

［AAHRPP 的常用工具］

申请表和指南（Application Forms and Guidance）

认证标准（Accreditation Standards）

认证评估工具（Evaluation Instrument for Accreditation）

内情通报（Tip Sheets）

时事通讯（Newsletters）

电子文件图书馆（Web Document Library）

在线研讨会（Webinars）

会议（Conferences）

# 台大医院的 AAHRPP 申请经验

在 2014 年美国盐湖城的 AAHRPP 年会上，台湾大学医院 Ian Chen 博士（医学博士／美国法学院博士）介绍了台大医院的申请经验，现整理分享如下。

## 一、台湾大学医院概况

1. 拥有 2400 个床位

——每天可容纳超过 2000 名住院患者和超过 8000 名门诊患者

——拥有 6000 名员工，包括 1200 名医生

2. 附属于台湾大学，建于 1895 年

——拥有 5 个分院（另有 2100 个床位，非 AAHRPP 认证）

3. 是亚太地区领先水平的医疗中心和研究医院

## 二、台湾医院的 HRP

1. 主要以 IRB 为中心

——IRB：必须通过台湾地区的验证，包括卫生事务主管部门的实地访查

2. 建立全面 HRPP 模型的几个措施

——2 家医院通过 AAHRPP 认证

——另外两家将会通过认证

3. 医院认证

——台湾地区认证台湾内医院已有 20 多年

——很多医院有国际认证经验，如 JCI，FERCAP

## 三、挑战与可能解决方案

1.挑战一：对国际认证的认识为什么申请 AAHRPP 认证？

① 研究者对国际标准研究环境更具开放性

② 申办者 /CRO，国内外研究社区的积极回应

2.挑战二：AAHRPP 标准的解释

① AAHRPP 标准的解释

——不熟悉的术语和操作：社区范围，机构利益冲突

——儿童法的差异：低于 18 岁（vs 20 岁）

——不同的 HRPP 架构，如科学审查委员会

② 解决方案

——HRPP 团队讨论

——请教 AAHRPP 和其他医院

## 四、如何足够好地满足 AAHRPP 的标准？

1.参照权威机构和规范

2.参照认证机构

——使用制药公司的国际关系

3.作决定

——优秀 vs 可接受

——国际趋势 vs 内部需求

——工作质量系统确保持续改进

4.全面 HRPP 的重组

① 没有一个适合所有情况的模型

② 寻找一个适合自己机构的解决方案，考虑：

——参照拥有同样背景的医院

——缺乏组建或合并新团队的灵活性

——可提高 HRPP 的功能性

## 五、台湾大学的人类研究保护计划（HRPP）

1. AAHRPP 的准备文件翻译

① 与 AAHRPP 讨论

② 寻找有经验的翻译团队

③ 使用双语模板

④ 使用附表

⑤ 经费准备充足

2. 准备实地访查

① 访查人员：专业，友好

② 宣布实地访查的时间

③ 合格的口译员

3. 建立 AAHRPP 申请时间表和目标

① 医院领导审核清晰的时间表和目标

② 考虑需要的时间和做出的努力

——采用外国标准

——翻译

4. 建立 AAHRPP 认证准备团队

① 医院全力支持

② 专注的团队领导

③ 额外人力与专家

④ 跨部门与领域团队

——解决问题和监督过程

——与医院质量团队和认证团队合作

⑤ 寻求了解 AAHRPP 的产业伙伴支持

——可以的话，请他们加入你们的团队

——在没有冲突的情况下允许资金支持

⑥ 咨询已经认证的医院

——第一手经验

——参考创新规范

——模拟实地访查

5. 成功的关键

① 领导：领导是最重要的

a. 坚实的领导实力

——有高级管理人员和部门主管参与

——所有层级管理者参与

b. 不同医院探索 AAHRPP 的看法

② 清晰的目标

③ 建立团队梦想

——顶尖的领导工作

# 听耶鲁大学 HRPP 主任谈临床研究保护体系（一）

耶鲁大学 HRPP 主任 Jan Hewett 女士有着丰富的临床研究经验，同时有长达 30 余年从事 IRB 审查工作的经历，目前是 FDA 顾问委员。Jan Hewett 主任曾作为临床协调员参与几乎所有主要病种的 I 期至Ⅳ期试验，也曾担任过华盛顿特区 Lombardi 癌症中心研究运营总监，在她的耐心介绍下，我们开始了解耶鲁大学临床研究中心（YCCI）HRPP 体系建设的历史和运行情况。

## 一、HRPP 概述

Jan Hewett 主任介绍，美国的 HRPP（Human Research Protection of Program，人体研究保护体系）主要是指在临床研究中的一种以受试者权益保护为首要目标的综合而有活力的规范。一般组成包括领导、IRB、依从性或质量保护体系、教育和培训、研究者及其团队、相关部门。构建 HRPP 的意义主要在于：

① 制药公司全球化临床试验的需求；

② 构建可复核和控制的标准化研究方式；

③ 有助于确保依从性；

④ 彰显机构致力于卓越研究和恰当地选择、招募和随访受试者。

## 二、耶鲁 HRPP 的使命

耶鲁 HRPP 一开始就明确了其使命，即坚持为保护受试者的最高伦理标准而奋斗。具体包括 6 个方面：

①（Creating）为受试者创建一种尊重的文化和权益意识，并提高科学知识，有利于最高质量的研究。

②（Adhering）坚持贝尔蒙报告的伦理原则：尊重、权益和公正。

③（Assessing）评价 IRB 的有效性和独立性。

④（Facilitating）促进遵从联邦法规和受试者保护。

⑤（Developing）拓展新方法服务于 HRPP，继续教育和培训，确保科学诚实和跟踪监查研究行为。

⑥（Establishing）建立规范的流程来监查、评估、持续改进受试者保护。

## 三、如何构建 HRPP

Jan Hewett 主任介绍，临床研究机构要专注于制定基本制度和 SOP，以及营造研究文化氛围。目前，通过 AAHRPP 体系认证是构建标准化的流程和监管 HRPP 体系的主要途径之一。这一途径将有助于告诉研究团队保护受试者是严肃的责任；并为受试者提供一个坚实的基石保障，即除了伦理或机构审查委员会外，还有一个研究安全和权益保护体系。其中包括：①机构的支持（领导力的提供和授权 IRB）；② IRB 制定操作程序，确保持续审查、批准和研究过程监督；③研究者团队记录按预期实施的研究方案；④申办者 / 资助方共同承担对受试者和研究结果的真实性保护和监督。

## 四、耶鲁大学的 HRPP 架构

耶鲁大学的 HRPP 架构可以用"ICEI"来概括，即 I：机构审查委员会（IRB）；C：随访与依从性；E：教育与培训；I：信息。

在具体部门设置方面，耶鲁大学临床研究中心设总裁 1 名，下设 1 名主任，该主任分管五大部门，包括 IRB、随访部、财务与合同部、教育与培训部及 IT 部，并分别设有部门主管。

# 听耶鲁大学 HRPP 主任谈临床研究保护体系（二）

耶鲁大学临床研究中心（YCCI）HRPP 主任 Jan Hewett 女士接着介绍了耶鲁 HRPP 的职责、运行情况，以及如何保证 HRPP 和面临的挑战。

## 一、耶鲁 HRPP 组成与职责

Jan Hewett 女士向我们介绍，机构领导层和 HRPP 顾问委员会的设置很重要。在执行主席带领的领导小组的指引下制定制度和程序，确保高质量、符合伦理的研究方案实施，并鼓励研究团队的反馈，领导层给予持续的支持尤为重要。最低标准也要保证科学性审查、独立的数据和安全监查以确保安全。

研究团队主要的 HRPP 职责表现为以下 8 个方面：

① 遵从 IRB 批准的研究方案，执行所有研究相关的干预；

② 获得恰当的知情同意和 / 或确保持续的知情同意；

③ 确保所有研究相关人员的教育和资质合格；

④ 遵从 IRB 批准的研究方案，联邦、州和当地法规，耶鲁的制度，以及 IRB 的制度和 SOP；

⑤ 遵从方案数据和安全监查计划，恰当地报告不良事件；

⑥ 依照相关法规保护受试者的隐私和机密；

⑦ 维持所有研究相关的文件，依从耶鲁的 HRPP 体系；

⑧ 适当地公开个人利益。

另外，Jan Hewett 主任强调教育培训也同样重要。主要包括但不限于这几个方面：GCP、知情同意过程、科学实施、如何准备接受 FDA 的稽查和答复、创建良好依从文化等。

## 二、耶鲁 HRPP 良好运行和保证

机构始终要关注加强围绕研究实施的制度、SOP 和教育。要用好的制度、SOP 评估监查研究的依从性，创建并形成良好保护受试者的文化氛围。研究者应充分理解和坚持制定的制度和 SOP 来保护受试者，并通过一个监查程序确保有效。良好的制度才能确保机构及研究人员积极参与及 HRPP 体系的有效运行。

谈到如何保证 HRPP 运行，Jan Hewett 主任一口气介绍了很多，总结起来至少有以下 10 个方面：

① 多层次共享关联责任；

② 强烈的研究使命和愿景；

③ 制度保证 IRB 独立、权威的审查和决定批准或不批准；

④ 良好的机构逐级领导力和执行力，确保监管适当；

⑤ 明确和细化研究者职责；

⑥ 体系随着法规和环境变化持续改进，包括管理、依从性监查、立项审查、数据安全监查、科学性诚信审查等；

⑦ 明确相关部门和人员的职责并接受管理；

⑧ 明确并有违背或不依从意外事件的及时良好的处理和报告流程；

⑨ 明确并有非预期事件、不良事件和方案偏倚的处理和报告流程；

⑩ 应报告研究中可能影响实施、结果及科学诚信的任何潜在或实际发生的情况。

## 三、耶鲁 HRPP 面临的挑战

Jan Hewett 主任说，耶鲁的 HRPP 也面临诸多挑战，如研究者如何理解受试者保护和坚持法规要求是始终必须的。从机构高层到基层，文化和态度的渐变导致执行力不够或偏离，如何坚持机构一贯的承诺也是挑战之一。还有各方面人员对现有制度和 SOP 的交流沟通和持续改进能否达成高度一致，以及研究的内部监查是否到位。另外，支持高层组织架构的持续领导力、经费及多方的教育和培训是否全面有效也面临着挑战。

# 听耶鲁大学 HRPP 主任谈临床研究保护体系（三）

再次会见耶鲁大学临床研究中心（YCCI）HRPP 主任 Jan Hewett 女士是在 2015 年，这次笔者特别要求她向中国专家介绍一下 HRPP 组织框架及如何构建。据 Jan Hewett 主任介绍，HRPP 体系内各部门之间，以及 HRPP 与体系外其他部门之间必须协同合作，不同部门之间的工作衔接与沟通机制对于受试者保护来说尤为关键，保护受试者绝不是一家之事，需要多部门协同。耶鲁大学 HRPP 组织架构简洁高效，现根据她的口述介绍、PPT 和官网指引，简单归纳如下。

## 一、YCCI–HRPP 体系架构组成

首先在机构法定代表（Institutional Signatory Official，IO）的领导和任命下，按照联邦范围保证（Federal Wide Assurance，FWA）相关法规条款和机构管理规范对 HRPP 进行监督和管理，如任命 IRB 主席和 IRB 委员，为 HRPP 提供必要的资源，定期对 HRPP 体系运行或个别研究进行检查评估，定期与 IRB 主席和 HRPP 领导层成员会谈交流。

① 设立 HRPP 办公室与任命主任（Director, Human Research Protection Program）。IRB 领导机构及办公室设在 HRPP 办公室，对 IRB 进行监督和指导，审查、批准机构 IRB 政策和 GCP 指南等。为此任命的 HRPP 主任应具有一定的知识、经验和资源分配能力，负责监督机构 HRPP 体系，确保机构符合 FWA 要求，与 OHRP 就人体研究保护问题保持联系。跟踪政策法规变革，制定、执行 HRPP 政策规范，确保符合 FWA 要求；监督 HRPP 进程，协调不同办公室和人员的工作；确保完成法规要求的人体受试者保护和 HIPAA 培训；监督 HRPP 质量体系，监督方案违背和不依从事件及其更正措施。

另外，利益冲突管理委员会（Committee on Conflict of Interest and Conflict of Commitment）办公室与总法律顾问办公室（Office of the General Counsel）工作人员也设置在 HRPP 办公室。

② 设立机构审查委员会（Institutional Review Board，IRB）与任命 IRB 主席。委任 IRB 主席和 IRB 委员。IRB 负责研究项目审查，保护受试者权利，确保对受试者的风险最小化；IRB 主席与 IO、HRPP 主任及其他委员会负责人保持沟通。

③ 设立合规部门与任命合规 / 依从性管理负责人（Compliance Manager）。具体负责项目进行过程中的监督管理与质量改进。根据相关法规审查 IRB 的评审流程。

④ 设立教育培训部门及任命教育和社区拓展负责人（Education and Community Outreach Manager）。负责 HRPP 相关人员的教育培训；协助合作机构或个人进行 IRB 审查；支持合作研究社区建立自己的研究体系。

⑤ 费用和合同管理部门（Billing and Affiliate Agreements）。监督和跟踪与研究附属机构的 IRB 授权协议；收取 IRB 评审费，管理项目与合同。

⑥ 设立 IT 部门及信息管理人员（Informatics Manager）。建立、运行和分析耶鲁大学及相关研究社区 HRPP 信息；建立、监督电子递交系统功能、HRPP 相关网站等；信息收集与社区互动。

⑦ 设立 HIPAA 隐私委员会（HIPAA Privacy Board）。审查受试者授权豁免申请；开展 HIPAA 相关培训，跟踪政策法规变革。

## 二、科学与安全审查及其他监督委员会

在递交 IRB 审查之前，需要根据研究方案的不同，就特定科学或安全问题提交相应的委员会进行审查，这些委员会包括：

① 机构生物安全委员会（Institutional Biosafety Committee，IBC）。具体负责基因转移、人类病原体及其他生物制剂研究的科学性和安全性审查。

② 磁共振研究中心方案审查委员会（Magnetic Resonance Research Center Protocol Review Committee）。

③ 儿科试验方案审查委员会（Pediatric Protocol Review Committee，PPRC）。

④ 方案审查委员会（Protocol Review Committee，PRC）。

⑤ 心理学受试者库委员会（Psychology Subject Pool Committee）。

⑥ 放射安全委员会（Radiation Safety Committee）。

⑦ 耶鲁诊断临床研究委员会（Diagnostic Clinical Research Committee）。

⑧ 耶鲁新天堂医院放射性药物研究委员会（Yale New Haven Hospital Radioactive Drug Research Committee）。

⑨ 耶鲁临床研究中心（Yale Center For Clinical Investigation，YCCI）。具体负责 YCCI 科学与安全委员会对 YCCI 资助项目进行科学性审查。

# 在执行好 GCP 前，先做好另一个"GCP"

要执行好 GCP，前提是先做好另一个"GCP"——"良好个人信用规范"（Good Credit Practice），有了个人信用规范，对开展临床研究就会抱持一种敬畏之心，自然也会真实地去做。

主讲人：许重远

"微课堂"记者：王海港

在洛杉矶市区东面约 50 公里处，有一块占地 0.44 $km^2$、宛如一座美丽花园的地方，这就是创立于 1913 年的希望之城国家医疗中心（City of Hope National Medical Center）。这是一所顶尖的非营利研究和治疗中心，专注于癌症、糖尿病和其他危及生命的疾病，以血液肿瘤大专科为主，在全美肿瘤专业排名前十。

2016 年下半年，南方医科大学南方医院国家药物临床试验机构办公室主任许重远前往这家医疗中心进行学术访问，他也是南方 GCP 微沙龙微信公众号的发起人。

## 一、无依从性担忧，主审委员进行伦理答辩

在来希望之城之前，许重远刚刚结束了上半年在田纳西州纳西维尔范德堡大学（Vanderbilt University）临床与转化研究中心的考察。

从纳西维尔到洛杉矶，两个地方给人的感觉截然不同。纳西维尔是美国乡村音乐的发源地，这座小城市有许多特色，风景秀丽、生活节奏缓慢、工作时间短，是一个悠闲的地方；而洛杉矶坐落在繁华的西海岸，生活节奏快、工作时间也长。范德堡大学和国家医疗中心各有特色，一个是大学附属综合性医院的临床医学中心；一个是以专科为主的医院独立医学中心。美国临床研究发展

历史悠久，与国内临床试验存在许多不同的操作细节。在考察期间，许重远慢慢有了自己的总结和感悟。

在范德堡大学和希望之城医学中心观摩时，许重远参加了伦理委员会会议和研究者讨论会议。其间，他尝试与该中心的研究者交流，如临床试验质量怎么管理和控制？面对这样宏观的问题，美国的研究者却不知道该从哪个角度回答他。

许重远后将他的问题一一细化，"你们如何保证患者良好的依从性？"得到的答案让他茅塞顿开：在美国，临床研究者极少会碰到在国内让人头疼的"依从性"这样的问题，一般告诉患者下次什么时候来医院，他们就会准时出现，不需要再打电话提醒。

此外，许重远发现，美国伦理委员会会议跟中国伦理审查会议也有差异。

美国医院伦理信息化系统非常强大，预审时，所有伦理委员会成员提前在系统上看到审核的内容和项目。

范德堡大学伦理答辩时是主审委员答辩，而不是研究者答辩，主审委员陈述项目相关事宜，其他委员可以向主审委员提问。

"试验方案非常规范，很少会在规范性问题上出差错，伦理讨论的焦点集中在风险监控上。"许重远说。


## 二、小贴纸事无巨细一一记录

有一个细节让他印象深刻，在希望之城医学中心，不论在实验室还是办公场地，到处都贴有不少小贴纸，用于记录临时性事件。相应的信息录入系统后也不会丢弃，而是事后将这些小贴纸按顺序整理好，贴到相应的夹子里。

临床试验过程非常漫长，即使在美国，也不可能全程用录像录下来，事后检查再回放录像。所有检查只能根据记录的文件来看试验进展。当许重远知道这样做的原因后，也觉得保留这些小贴纸很重要。

在美国一年，通过交流，许重远意识到，很多事情与大家常说的制度和体制并没有关系，而与一个人是不是凭着良心来做事有关。

"医生开展临床试验，跟法律无关，也跟 GCP 无关。"许重远有感而发。他说，美国对临床试验的管理是针对个人。无论是主要研究者（PI）、CRC 还是 CRA，都以个人行为接受监管，相关警告也会发给研究者和个人，而中国目前还是监管集体和组织，对个人的管理难度较大。

最后，许重远说，在美国，临床试验有 3 道防线：一是个人基本诚信；二是宗教信仰；三是法律法规。

"然而，一旦触犯这道防线，就会受到严惩，付出的代价相当大，这一点也极有震慑力。"

微课堂：目前药物临床试验数据自查核查正在开展，您认为临床试验数据的真实性和完整性方面会不会有明显提高？

许重远：国家抓药物临床试验数据真实性的力度非常大，通过自查核查，将提高国内临床试验质量和新药创新研究水平。国内临床试验总体在进步，当前出现的问题我觉得只是局部问题。国内新药研发发展很快，临床试验不能完全满足研发需求。

然而，这种自查核查毕竟是一种"运动"，最终要寻找一个长效管理机制。对所有临床试验参与者都应有相应的细则管理，整个行业的诚信度才能提高，更重要的是对公众患者就临床试验教育的普及。在目前的情况下，我们对一些细节管理还不到位，或没有相关的细则参考。例如，对 CRO 的管理，CRO 只需要经过工商管理部门认证而不需要质量体系认证，而临床研究机构则需要国家认证检查。

目前试验最大的问题发生在操作阶段。之前有人提过，相关研究者要有资质审核，其实这就是把个人纳入体系管理的想法。但新版 GCP 国家主旨还是希望抓组织，把机构纳入 GCP 管理，上一版的 GCP 没有将机构纳入管理。

微课堂：广东药学会药物临床试验专业委员会在去年编写发布了《药物临床试验广东共识》，您作为参与者之一，对广东临床研究机构的发展特色如何评价？对于最新的 GCP 认证公告，广东有两家临床研究机构在名单上，您认为我们还需要提高完善的地方在哪里？

许重远：广东临床研究机构在数量上居全国前 3 名，整体临床试验数量较多。在发现问题时，比例会占得多一些。总体来看，广东跟全国其他省份一样，而且在平均水平之上。广东临床试验机构在广东省药学会药物临床试验专业委员会主任委员洪明晃教授的领导下，自行加强了行业管理，以专业委员会的名义先达成共识，省内相应的机构相互学习借鉴，这样大家在临床试验的做法上才能有一个基本共识。

微课堂：2011 年年初，由香港临床与基础研究中心发起，丹麦总部与南方医科大学南方医院药物临床试验机构共同签约成立了丹麦 / 香港 CCBR– 南方医院药物临床研究合作中心。这种做法在业内非常有特色。在保留原来专科试验实施管理模式的前提下，尝试把一部分临床研究集中到这个中心来管理，我们怎么通过这种院内植入 SMO 的模式让机构研究的效率提高又能保证质量？

许重远：我们与丹麦西斯比亚建立合作中心以后，尝试在医院建立独立的研究机构。以往临床研究机构在管理科室时常常心有余而力不足，现在这种模式直属于机构，研究者、研究护士、临床研究助理（CRC）都是自己聘请，发挥出机构的管理优势。

目前，国家不允许由申办方（药厂 /CRO）成立临床研究中心开展临床研究，临床试验只能在 CFDA 批准的临床研究机构中进行。所以，我们当时想出了"内化植入"这种方式，既符合法律法规，又能体现 SMO 的价值。在中心开展项目，从招募受试者到整个临床试验的实施过程及质量控制，全部都在中心的管理下执行。

国内大型临床试验机构应尝试向学术型、研究型机构方向发展。不少医院已成立临床研究中心，这样的中心不只是参与项目管理，还直接参与项目实施，能掌控试验的关键环节。这样，在可预见的情况下，临床研究水平会提高很多。

国外有学术型研究组织（ARO），国内只有 SMO、CRO。临床研究机构未来的角色应转化为 ARO，从试验设计开始，参与试验全程，制定试验规范，把研究者纳入体系内管理，而不是等研究者开始做临床试验再去管，这样难度太大。

# 台湾卓越临床试验中心见闻

在台湾地区，根据医疗法与药事法的规定，新药临床试验的开展需要在教学医院内实施。因此，为了使新药临床试验的执行更有效率，近年来出现了很多执行体系来协助医院内的临床试验开展。这些执行体系包括临床研究病房、卓越临床试验中心、CRO 公司、SMO 公司、保险公司等。

笔者曾于 2011 年参观了成功大学医院卓越临床试验中心及台北医学大学联合临床研究中心，并现场考察了医院与 SMO 合作的新模式。现将见闻与体会分享如下。

## 一、台湾卓越临床试验中心的规范性

卓越临床试验计划是由台湾地区资助的建设计划，与大陆的"十一五"至"十三五"重大专项 GCP 示范平台建设项目类似。

成功大学医院卓越临床试验中心与台北医学大学联合临床研究中心分别位于台湾的台南市与台北市。其职能涉及药物各期临床试验、药物动力学/药效学、生体利用度/生体等效性试验、上市后监测、医疗器材临床试验、研究者自行发起的临床试验/研究、药物及医疗器材法规咨询服务、临床试验专案管理、临床试验教育训练等服务项目。两家临床试验中心均为台湾卓越临床试验中心，严格按照 ICH-GCP 规范执行药物临床试验；中心的实验室均达到了美国病理学会对临检实验室进行的 CAP 认证；伦理委员会则通过了 FERCAP/SIDCER 认证，有的机构通过了美国 AAHRPP 体系认证。

## 二、台湾卓越临床试验中心的先进性

各中心均拥有专用的临床试验病房、药房及药动学实验室等专用场地及完善的软硬件设备，拥有专职人员（包括管理人员、研究者、药师、实验人员、CRC）保证临床试验的各项工作顺利实施，并在中心运行管理全面实现了信息化、网络化。

台湾卓越临床试验中心采用的是中心化管理模式。符合临床试验入组条件的患者可在研究中心门诊随访和住院。病房中除了一般病房设备外，还有急救及心电图监视设备，另设有门诊室、会议室、检体处理室及受试者专属休息娱乐室。中心采用一贯作业系统，从挂号、看诊、检验缴费、住/出院或门诊手续均可在中心完成。

台北医学大学共有 3 家附属医院，所有接洽的项目均在台北医学大学的联合审查委员会（TMU-JIRB）进行审查。研究实施的流程为：IRB 申请—确定研究合作者—选中心—评估与启动—培训—文档记录—内部 QA。

成功大学医院引入全面顾问公司（SMO）协助临床资源运作的专业管理，在试验机构、PI、申办企业、生技公司及 CRO 之间沟通协调。其模式在解决研究者人力、时间、精力的不足方面起到了巨大作用。这种医院与 SMO 合作的方式直接减少了医生的负担，同时保证研究的质量。目前，大陆医院与 SMO 的合作模式尚属初探阶段。南方医科大学南方医院率先通过"内化植入"模式，与国际最大的 SMO 公司 CCBR 合作，成立了南方医院 – 香港 CCBR 合作中心，组建了自己的 CRC 团队，并开展了项目。

## 三、"大专科小综合"的中心模式

大陆获得 CFDA 认证的 400 多家机构多数为"小专科大综合"模式，与此不同的是，台湾地区医院则多采用"大专科小综合"的模式。例如，成功大学医院的"大专科"是指以肿瘤专业为核心设置专科，"小综合"是指针对肿瘤所涉及的各种并发症，配套设立胃肠、神经、心血管、内分泌、精神等相关专业学科。由于多数肿瘤患者在就诊时已经出现了胃肠、神经、心血管、内分泌、神经病变等多种并发症，所以单纯肿瘤治疗是远远不够的，这就需要多学科合作，为患者综合诊治各种并发症。这种"大专科小综合"的模式在节约医院成本、便于吸纳专科人才的同时，恰巧有针对性地弥补了单病种治疗的缺陷及台湾地区病源相对不足的劣势。

此次台湾之行，在深感其医院专业、严谨、务实的科学态度的同时，也对宝岛的人文气息多了一分留恋。临别之际，来到九份老街，看到不少似曾相识的儿时点心和小吃，更是体会到了浓浓的怀旧气息及宝岛台湾与大陆一脉相承的美食文化。九份老街坐落在山坡上，最初只有 9 户人家组成的一个小村，如今像一座空中之城，从城下的海边仰头望，感觉它和天边仅咫尺之遥。有些地方，当你身临其境时似乎很平常，但走后，它却像阵阵袭来的迷迭香，让人难以忘记。美景如此，留在心底的感触亦如此。

# CCHRPP 代表团出席 2018 AAHRPP 年会纪要

2018 年 4 月 20—22 日，在美国科罗拉多州丹佛市君悦酒店举办了主题为"高原城中提升新高度：早期经验、战略和对策"的 2018 AAHRPP 年会。

来自全球学术团体、政府机构、医疗机构和企业的 400 多人出席本届 AAHRPP 年会。其中，中国参会代表在 CCHRPP 秘书处的提前组队、悉心安排下共计 20 余人出席大会，出席人数创历史新高，也多层面地展开了中美之间 HRPP 体系的互动交流。

本次国内参会人员阵容强大，分别有 4 家单位由院领导带队出席，以及包括许重远、王美霞、赵秀丽、白彩珍、程金莲等多名 GCP 资深专家和多名机构伦理委员、青年骨干参会。参会单位以北京和广东为主，其中北京有佑安医院、同仁医院、天坛医院、北京中医医院、友谊医院及解放军总医院 6 家单位，广东有南方医院、中山大学肿瘤防治中心、北大深圳医院 3 家单位出席会议。

会议期间，许重远主任代表 CCHRPP 组委会分别与 AAHRPP 主席 Elyse I.Summers 女士及执行主任 Robert Hood 先生会面交流，并邀约对方今年下半年回访中国，同时被邀请的还有密西西比大学医学中心 Nancy A.Olson 主任；王美霞主任再次参加 Site Visitor 培训，并代表 CCHRPP 邀请哈佛大学 IRB 主委和公卫学院副院长 Dr.Delia Wolf 出席今年 11 月的 CCHRPP 峰会。

在 Post Presentations 环节有佑安医院盛艾娟、西苑医院訾明杰、友谊医院崔焱和北京中医医院程金莲 4 位女士出席。

这次会议聚焦于：①变化研究环境中如何提高；②实施 The New Common Rule 的成功对策；③单一 IRB 审查探索、实施与应对策略；④分享经验和创新实践；⑤实施泛知情同意；⑥阐明合理的个体标准；⑦基于提高人体研究保护项目质量的其他当前问题等。

　　这是一次学术盛会，也是众多中国 GCP 专家在国际会议上的一次集体亮相。这在临床研究与伦理相关国际学术会议上尚属罕见，笔者记忆中应该是第一次有如此阵容，大大提升了中国在此领域的形象，展示了中国专家风貌，扩大了中国的学术声音。

# 美国临床研究与伦理审查观摩体会

2015—2016 年，笔者赴美访学，走访了多所高校。其中在范德堡大学
（Vanderbilt University，VU）和希望之城国家医疗中心（National Medical Center
of City of Hope，COH）停留较久。VU 位于美国田纳西州的纳什维尔城，通常
在全美排第 15 名左右，是美国南方最好的大学之一，也是美国国立卫生研
究院（NIH）支持建设的全美 62 个转化医学与临床研究中心之一，类似我国
的 69 个 GCP 重大专项平台。纳什维尔是州府所在地，也是美国乡村音乐的发
源地。

COH 创立于 1913 年，位于洛杉矶东区，离洛杉矶大约 50 公里，占地 0.44 km²，
环境优美，宛如一座美丽的花园。中心拥有全美前十的临床肿瘤专业，第一例
CAR-T 细胞临床研究就在这里获得成功。下面谈谈对美国临床研究试验的印
象和体会。

## 一、美国临床试验的总体印象

首先，美国是以"个人为主"的管理模式。美国对临床试验的管理主要是
针对个人，无论是主要研究者（PI）、CRC 还是 CRA，都以个人行为接受监管，
相关警告也会发给研究者个人，与我国不同，我国目前是侧重于监管集体和组
织（法人），以管法人为主，对个人的管理为辅，且难度较大。

通过一年多的访学，在我看来，美国的临床试验主要有 3 道防线：一是个
人基本诚信；二是宗教信仰；三是法律法规。法律法规是最后一道防线，一旦
触犯这道防线，就会受到严惩，付出的代价相当大，这一点也极有震慑力。对
我们做临床试验来说，主要遵循法规 GCP，我感悟到，美国研究者第一道防
线的基本诚信是另一个"GCP"（Good Credit Practice）。

另外，相比国内医生长期处在临床超负荷运作状态，实际没有精力再接多少临床试验项目，而美国医疗机构的研究者通常研究时间宽裕，而且他们大多量力而行，多数是临床与研究兼顾型，也有少量纯研究型。美国患者良好的依从性也让临床研究者比较"省心"，美国研究者极少会碰到在国内让人头疼的"依从性"这样的问题，一般告诉患者下次什么时候来医院，他们就会准时出现，通常不需要再打电话提醒。

在临床试验场地设施方面，通常有专门的场地，设施完善。大的医疗机构已经形成中心化、一站式的临床研究中心，包括集中随访、药物集中管理、研究病房，以及研究护士和临床研究协调员的配备。

## 二、美国临床试验中的常见问题

前面说了不少好的方面，也说说不足。按照美国生物研究监查体系（Bioresearch Monitoring Program，BIMO）稽查项目，到官网上查看，FDA 统计了 2014 年 1326 个在美国和海外的临床研究稽查情况，结果发现，42% 的项目有一些不足或缺陷，13% 的项目的主要研究者收到 FDA 官方书面文件，这不是表扬信，都是警告信，且是发给个人的。笔者整理汇总，列出了以下 10 个问题。

问题 1：不能确保研究按照计划实施。例如：

方案要求的检测没做；

患者自我记录内容由研究人员代做；

不能正确根据实验室结果调整剂量；

受试者错过访视窗没有予以说明；

原始记录文件模糊需要进一步说明；

没有研究者审核入排标准；

纳入不合格病例；

研究者个人判断超出了方案内的病例排除说明；

不能确保授权合格的研究人员参与和获得适当的培训。

问题2：不能保持准确的病历记录。例如：

病历不完整、不正确，没有培训记录；

源文件修改不清晰；

由于誊写失误，有受试者信息的报告模糊不清，发现是其他受试者的；

不能准确、正确地报告 AE 给 IRB。

【信中引述】：你不能保留足够准确的病历记录……导致贵中心获得的数据无效和不完整。

问题3： 不能保护受试者的权利、安全和受益。例如：

当实验室结果超出方案规定的范围时不能提供有效干预；

不能确保受试者获得正确的药物剂量；

不能依照方案要求报告 SAE；

纳入的受试者没有获得知情同意；

在签署知情同意书前入组和给药。

【信中引述】：作为临床研究者，你有责任确保你和你的研究团队在启动研究前了解方案要求。

问题4：不能保持研究药物记录，足够的说明性。例如：

不能保留药物管理记录，包括日期、数量和受试者使用记录；

研究记录中没有试验用植入器械的日期、次数和序列号。

问题5：不能依照21CFRpart50要求获得知情同意。例如：

不能记录受试者选择研究的同意情况；

在尊重受试者获得同意选择未来研究方面，两份知情同意书不一致；

使用的知情同意书不是 IRB 批准的；

使用的知情同意书含有辩解开脱之词和回避核心要素。

【信中引述】：你不能恰当获得知情同意，在涉及受试者在研究中安全和权益损害时，没有给受试者机会评估参加试验的风险与受益。

问题6：不能充分获得 IRB 批准。例如：

不能确保维持 IRB 持续审查；

纳入的受试者不在 IRB 批准效期内。

【信中引述】：作为临床研究者，你必须保证 IRB 能遵从 21CFRpart56 要求的审查和批准审查项目。

问题 7：不能保持上市后两年数据随访记录或在规定的研究期内中断。例如：

不能保留药物管理记录，包括日期、数量和受试者使用记录；

不能按 FDA 法规要求保留研究记录而影响数据的有效性和完整性。

【信中引述】：因为你没有保留药物管理记录和受试者使用记录……我们认为你中心产生的数据不能可靠支持研究结果或上市使用。

问题 8：不能从个人角度实施或监管研究。例如：

不能充分监管你授权的研究人员职责而导致纳入不合格的受试者；

不能充分保证 IRB 批准的方案被遵从执行；

不能确保恰当获得受试者的同意。

【信中引述】：由于对临床研究缺乏监管和关注，导致对贵中心对上述研究纳入的受试者保护不足和数据不完善。

问题 9：不能采取足够的措施预防研究药物被盗或转移。例如：

不能安全保管药物以至于被盗。

问题 10：不能确保 IRB 遵从 Part56 中第四十条款要求，对申请临床研究的项目实施初审和持续审查。例如：

在 IRB 批准效期外实施受试者招募和发放药物。

## 三、伦理审查的观摩体会

再说说伦理审查方面的观摩体会。美国的大学及其附属医院通常在大学层面设立一个总的伦理审查委员会（IRB）或叫中心伦理委员会，如耶鲁大学，设有 20 余名工作人员，人员众多，运行高效。接下来以范德堡大学伦理审查委员会为例，伦理工作覆盖大学所有附属医院。范德堡大学拥有多所附属医院，包括综合性附属医院、肿瘤及癌症中心、儿童医院和眼科医院。范德堡大学 IRB 共设有 4 个伦理审查组，包括 A 组：人文社会学研究审查组；B 组和 C

组：审查范围一致，为大多数临床研究；D 组：放射性研究审查。审查频率：A、B、C 组，每周一次；D 组根据需要召开。办公室设有 5 名工作人员，包括主任 1 名，秘书 4 名。

首先从提交资料和填报信息开始，研究者通过伦理审查信息系统进行申请。填报基本信息包括研究题目、主要研究者、协调研究者。特别注意到，主要研究者申请项目同样需要科室或部门主任批准，所以还需要提交签字批准件。提交资料主要包括方案、IRB 申请表、知情同意书、研究者手册、招募方式及广告、研究措施、其他资料等，还要提供研究课题经费支持证明。

然后进入预审和反馈环节。通常由 2 名委员预审，其中一名为主审（医药专业背景），另一名可以是其他专业背景或社区人员。预审提交包括申请书和清单材料，浏览预审表中针对的问题和评论，以及修改要求的摘要反馈。重点关注方案和知情同意书中的研究获得描述、预期的风险、潜在的获益及补偿。

预审和反馈环节通过后，接下来是会议审查。通常一次会议审查 5~6 个项目，时间一个半小时左右。会议由主席主持，每个项目由一名主审陈述与答辩，这与国内多数情况不同。据 IRB 办公室主任说，这样更能落实主审负责制，主审委员必须深度、全面地了解项目，且须与主要研究者进行充分沟通和商讨，不会出现集体负责而实际上可能谁都不负责的情况。会审关注要点主要在风险与收益方面，以及对关键风险点的把控与预案。审查记录和审查工作表均在系统上记录，审查表决仍然为举手表决，秘书在系统上记录票数情况。审查结果包括同意、修改后同意、提供更多信息重审和不同意。

修正案通过信息系统在线提交，也有统一的提交流程，标准化的格式和要求，包括研究人员改变。持续审查方面，在研根据频率或结束时提交 IRB。任何超过批准期 8 周内将被标红。对于 SUSAR，需要录入患者 ID、年龄等，但不需个人其他识别信息。要求填写事件的详细描述，包括研究处理、剂量或开始和结束的相关干预。违背方案的提交审查，要求录入违背的描述、数据和问题主窗口勾选，完成后均须电子签名提交。

# FDA 对给受试者的付费问题的指导原则

对受试者的付费和报销问题，美国 FDA 2018 年 1 月 25 日在官网上对指导原则进行了更新。原文链接：https：//www.fda.gov/RegulatoryInformation/Guidances/ucm126429.htm。

FDA 强调，伦理委员会应当确认受试者在临床研究中可能的获益与风险相比是合理的，同时，知情同意书不但要对试验程序进行描述，也应该对风险与获益进行描述。

FDA 认为，付给受试者一定费用以补偿他们在参与临床研究过程中的付出，是一种常见的、可以接受的行为。但受试者通过参与临床研究而获得一定的费用不属于一种获益，也不能用来抵消临床研究中的风险。这种费用只能算是一种激励患者入组的手段。

FDA 也意识到，付给受试者一定的费用可能导致来自伦理委员会方面的质疑。例如，给受试者多少钱比较合适？或者说，为什么要付给患者费用？是因为患者参与临床研究花费了自己的时间，参加临床研究给受试者自己造成了不便，还是由于参与研究导致了身体的不适或其他方面的考虑。

与给受试者付费相比，FDA 认为给受试者报销参与临床研究的往来路费、停车费、住宿费用等并不构成对患者的不恰当影响。对于除此之外的费用，伦理委员会应该非常慎重，需要确认这些费用是否会对受试者自愿签署知情同意书的过程构成不恰当影响。也就是说，受试者是否为了钱而参与临床研究。

所以，给受试者付费必须是正当的、公平的。在伦理委员会对临床研究进行初次审批的时候，给受试者付费的数额和时间必须提供给伦理委员会进行审核。伦理委员会审查付费的数额及付费的方式和时间，以确保这种付费没有对受试者参与临床研究构成不当的影响，或者说迫使受试者参与临床研究。

付费的信用额度应该随着临床研究的进展而增加，而不能以受试者是否完成整个临床研究为标准，否则就会给受试者带来不便，或者变成了对受试者的一种强迫。对于中途退出的受试者，可以在预期完成临床研究的时候进行付费。也就是说，假设受试者没有中途退出，这个受试者应该在什么时候完成临床研究或完成某个阶段的研究，在那个时候付费。例如，对于一个只有几天的临床研究，伦理委员会认为在研究结束时付费是合理的，不必一定要在受试者提早退出时付费。

虽然不可以在临床研究结束时才付给受试者所有的费用，但FDA认为，在临床研究结束的时候另外付给受试者一小部分费用，以奖励受试者完成了整个临床研究，这也是可以接受的。但有一个前提，那就是这种激励不构成对受试者的强迫。同时，伦理委员会也必须确认这种奖励不是太大，大到可以迫使受试者留在临床研究中。有关付费的所有信息，包括付费的额度和时间，都需要在知情同意书里面写清楚。

【讨论】FDA更新的指导原则让我们不得不考虑以下问题：

我们最初给受试者支付交通费的时候，其实也担心过合规的问题。但FDA也明确说明了，给交通费是合理的。临床研究这门学科好像就是这样，大家都这样做了，就成为合理的了。

FDA认为，伦理委员会应当确认受试者在临床研究中可能的获益与风险相比是合理的，这也是ICH E6中提到的13条基本原则的第2条，但在临床研究药品的疗效和安全性没有得到确认的情况下，受试者可能不能从临床研究中获得疗效方面的利益，受试者获得的补偿也不能作为受试者参与临床研究的获益。怎样去平衡风险与获益的问题，可能也是一个没有标准答案的问题。

伦理委员会对于付费额度也没有客观的标准。国内有的伦理委员会甚至规定了受试者的交通补助不能少于多少。但FDA更关心的不是下限，而是上限。多给的话，可以多到什么程度呢？这也是一个没有标准答案的问题。

临床研究强调风险管理，是因为控制一种风险可能会增加另外一种风险，取得一种风险平衡非常重要。很多问题并非是黑白分明的，有时没有标准答案。给受试者高额的补偿，会对受试者产生不恰当的激励，使受试者承担本来不该有的风险，这是不符合伦理的，但是，免费的治疗和额外的经济补偿真的对患者不重要吗？实际上并非如此。我曾经在国外做过一个疫苗的临床研究，由于那个国家的疫苗是免费的，有一个点在超过半年的时间里，花费了大量的人力，接触了 100 多名符合条件的患者，但只有一位甘冈从巴基斯坦过来的新移民签署了知情同意书，可能是研究人员热情的态度让他感动了。后来那个试验做不下去了，就换到一个该疫苗不免费的国家去做，几个月就完成了所有受试者的入组。免费的药品和经济补偿的激励作用是客观存在的，如何去把握一个度，是值得摸索的问题。

# 后　记

自 2003 年我国颁布并施行 GCP 至 2020 年更新版，将近 20 年的时光，中国药物临床试验得到迅猛发展。尤其在国家"十一五"至"十三五"的重大新药创制专项的大力推动和引导下，我国新药研发快速发展，创新创业方兴未艾。2017 年，中共中央办公厅、国务院办公厅印发《关于深化审评审批制度改革鼓励药品医疗器械创新的意见》，审评审批制度改革持续推进行业提速前行。在全球化趋势中，中国以更加开放的姿态支持和鼓励更多的国际多中心临床试验在中国开展，鼓励全球研发的创新药物在中国注册，让 14 亿中国人的用药需求跟上全球新药研发的步伐。为此，近 20 年来，无论是创新药物还是仿制药物，都在一定程度上解决了我国的医疗需要。我国有数量巨大的患者群体，有政府政策支持，开展临床试验的基本条件良好。随着试验数目的增加，开展临床试验的单位数量也越来越多。CRO、SMO、CDMO 等围绕研发的技术外包服务公司也如雨后春笋一般蓬勃发展。从业人员倍增，队伍逐渐壮大，高端人才精英辈出。

随着我国在医药创新领域不断进取，成果显著，临床研究资源相对不足的问题日益凸显。为释放临床试验资源，更好地满足药物研发中对药物临床试验容量和速度的要求，2019 年 11 月 29 日，国家药品监督管理局联合国家卫生健康委发布《药物临床试验机构管理规定》（以下简称《机构管理规定》），标志着药物临床试验机构由资格认定调整为备案管理，自 2019 年 12 月 1 日正式实施。2019 年 11 月 29 日同一天，国家药品监督管理局发布《关于做好药物临床试验机构备案工作的通知》，明确"自 2020 年 12 月 1 日起，申办者应当选取已经在备案系统备案的药物临床试验机构开展药物临床试验"。在国家加快科技创新推动高质量发展的战略引领下，提出了质量变革、效率变革和动力变革，在这样的时代背景下，对于 GCP 机构，如何更好地助推医药研发，如何进一步为"科创中国"与"健康中国"做出更大贡献，如何更好地谋求自身的可持续发展与提升。这需要通过一定转型与变革来实现，也需要同行一起探讨新时代的运行发展模式和平台建设。

子曰："三人行，必有我师。"多年来与曹玉、汪金海、李宾 3 位同道好友并行，不约而同在业余时间伏案笔耕，又时常相约相聚，畅谈行业动态，交流心得，至去年新冠疫情，不得相见，翻阅过往旧文，一念升起：何不集结成文？遂邀 3 位一起商议，加快编辑多年累积文稿，集合成本书。

全书涉及临床试验多个方面，各自从不同维度与视角笔谈成文，有涉及政策法规的，也有具体操作层面的，有各自实践体会，也有海外见闻，可以说是一种信马由缰的杂谈，或类似一种随笔记录。为便于阅读，全书共分为 6 篇，分别为机构管理篇、试验技术操作篇、试验质量篇、伦理审查与受试者保护篇、综合篇和海外攻玉篇。4 位同道携 12 位"后浪"将多年耕耘与实践中的工作体会、心得总结和思考累积成文，期待与更多同行分享交流，得到共鸣，也期待对同行有一定参考价值。

许重远

2021 年 4 月 21 日